Técnicas de curación energética

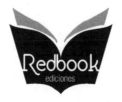

Redbook
ediciones

Técnicas de curación energética

Andrew Bell

ROBIN
BOOK

Índice

Introducción

La salud es el equilibrio ideal entre las partes principales de nuestro ser, el cuerpo, la mente y el alma, en relación con el entorno y con todo cuanto vamos encontrando. La palabra «holística» deriva del griego holos, que quiere decir «entero». Salud es plenitud, por consiguiente, aunque no sólo la plenitud que se expresa y se experimenta en la vida física. Ella abarca toda nuestra esencia en lo físico, lo emocional, lo mental y lo espiritual. Ignorar cualquiera de estos aspectos es renunciar a la salud. Todos los caminos de perfeccionamiento espiritual nos invitan a mirar hacia dentro. Lo mismo haremos para todo cuanto concierne a la salud: Toda curación proviene de lo interior. El cuerpo se cura a sí mismo. El proceso podrá ser iniciado por una fuente externa, sin embargo, que ponga en marcha la curación. Ciertas condiciones previas deben hallarse presentes para que se produzca la verdadera curación:

- El individuo debe comprender las pautas básicas de su salud, incluyendo los puntos fuertes y los puntos débiles.
- Es preciso que aprendamos a conocer nuestro cuerpo y sus reacciones ante los influjos externos, sus defensas y sus debilidades básicas, lo que podemos soportar y lo que no.
- La manifestación del malestar se produce por lo general en una región debilitada del organismo. Esta debilidad puede ser consecuencia de un estrés o incluso de una constitución susceptible por vía genética del individuo. Decir susceptibilidad no es lo mismo que decir «predestinado a ser un enfermo».

Somos dueños de nuestro libre albedrío, y aunque nuestra constitución adolezca de un punto débil, eso no significa que vayan a manifestarse necesariamente el malestar y la enfermedad. Ya que, si adquirimos conciencia de estas debilidades y susceptibilidades, tomaremos medidas para corregirlas y precavernos frente a posibles desequilibrios. Pese al peso de la herencia en la formación de las pautas básicas de la salud, es mucho lo que podemos hacer para modificar dichas pautas. Para ello es preciso que sepamos antes cómo funcionan todos los aspectos de nuestro cuerpo.

El sujeto debe aprender que considerar todas las condiciones físicas como síntomas Los desequilibrios físicos de cualquier tipo, los malestares y las enfermedades no son más que síntomas. Debe existir otra cosa, sea una pauta emocional o mental, un estrés, etc., que ha promovido e instigado el síntoma físico.

A menudo ignoramos nuestras pautas negativas y nuestros desequilibrios hasta que tropezamos con ellos. En muchos casos el malestar físico no es más que una enérgica «llamada de atención» por parte del cuerpo físico. Es su manera de decirnos que se ha perdido un equilibrio.

El individuo debe asumir la responsabilidad y buscar alternativas que afecten a todo su ser. Es menester que estemos dispuestos a ampliar nuestra perspectiva y poner en marcha las alternativas necesarias para restaurar la salud y el equilibrio a todos los niveles. Alternativas que no siempre serán fáciles ni sencillas pero que, correctamente implementadas, con frecuencia nos llevarán al éxito en cuanto a la eliminación, tanto de los síntomas como de sus causas.

La alternativa siempre existe. Hay muchos métodos de curación, muchas terapias y muchos remedios. Cada uno de nosotros debe hallar el método o la combinación de métodos que sean más idóneos para nuestro sistema energético, físico, etc. A veces nos inspiraremos en varias modalidades diferentes, de las cuales tomaremos prestado lo que nos convenga para realizar aquella síntesis que nos resulte más eficaz, en el momento en que la necesitemos.

Para descubrir esas alternativas individualmente óptimas debes conocer todos los aspectos de tu ser; tus emociones, tus pautas mentales y tus perspectivas espirituales son tan importantes para tu salud como el estado físico de los diversos sistemas, tejidos y órganos de tu cuerpo. Si te preocupa el vivir sanamente, el recuperar la salud o el alcanzar niveles más altos de salud y de energía, será preciso que pongas en juego todo tu ser en los planos físico y sutil.

Para mantener el equilibrio de la salud, el sujeto utilizará el sentido común. Muchos de los que aventuran la travesía de las sendas espirituales tienden a despreciar lo físico; esto obedece a un error persistente, el de entregarse a la vida espiritual dejando que lo físico cuide de sí mismo. La verdad es que lo uno y lo otro van de la mano. Todos los libros sagrados de la antigüedad hablan del cuerpo como templo. Pues bien, los templos hay que cuidarlos. Por sublimes que sean nuestras preocupaciones, si descuidamos el templo físico sufriremos las consecuencias. Y el cuidado adecuado comprende, como mínimo:

a) Una dieta correcta.
b) Un ejercicio adecuado.
c) Un descanso suficiente.
d) Una respiración correcta.

Aunque sea usted la persona más dotada y espiritual del mundo, se expone a las manifestaciones del malestar si no atiende a estos cuatro requisitos.

La conciencia metafísica de la salud

Somos seres multidimensionales, lo cual significa que actuamos simultáneamente en las dimensiones de lo físico, lo emocional, lo mental y lo espiritual. Para que se instaure la verdadera salud, empecemos a estudiar las acciones recíprocas de estas dimensiones y en qué sentidos afectan a nuestras pautas generales de salud.

Metafísica significa lo que está más allá de lo físico. Implica una causalidad que no es solamente física. Los humanos tendemos a tener una visión limitada de nosotros mismos. Vivimos en un soporte carnal; hablamos de alma o de espíritu pero somos criaturas físicas. Pensamos, sentimos, actuamos y reaccionamos a partir de una percepción física, pero somos algo más. Esos pensamientos y sentimientos no son tangiblemente físicos pero repercuten sobre las condiciones y las perspectivas de lo físico. Como tales, constituyen una dimensión de nuestra esencia que determina en gran medida nuestro bienestar físico.

La mayoría de los malestares derivan de una base metafísica. El origen no debe buscarse, por lo general, en el cuerpo ni en su entorno físico. Algunos elementos del medio físico a los cuales suelen atribuirse los malestares (virus, bacterias, etc.) están a nuestro alrededor en todo momento. Son nuestros aspectos metafísicos los que originan una susceptibilidad a aquellos, y entonces se manifiesta el problema. Un desequilibrio en el terreno de las emociones, de las actitudes o de los pensamientos habrá agotado nuestras energías y nuestras inmunidades físicas naturales, con lo que nos exponemos a «pillar un resfriado» o cualquier otra manifestación de ese género. Y aun cuando la enfermedad sea el resultado de una falta de ejercicio o de una dieta errónea, conviene que se exploren de todos modos las causas emocionales y mentales de esos hábitos.

En la antigua mística hebrea, la Cábala, las diversas manifestaciones de Dios así como sus obras en el Universo y a través de la humanidad, tenían sus nombres específicos. En el corazón del Universo (el corazón del Árbol de la Vida) opera el Nombre divino Jehovah Aloah ve-Daath, que podría traducirse libremente como «Dios manifestándose en la esfera de la mente». La mente se halla en el corazón de nuestra vida, de la salud y del bienestar. Nuestros pensamientos ponen en marcha la energía que determina nuestras percepciones, sobre todo en relación con la salud.

En nuestro interior existe un plano subconsciente que reacciona literalmente, como lo haría un niño, a todos nuestros pensamientos y expresiones. Este nivel trabaja también para el mantenimiento de nuestra salud. Toma nuestros pensamientos, sentimientos y expresiones, y los pone en marcha de modo que puedan manifestarse. Si uno dice, por ejemplo, «todos los inviernos atrapo dos resfriados», ese aspecto de la mente empieza a operar sobre su energía física. Cuando sobreviene el invierno, el sujeto está susceptible, y atrapará esos dos resfriados. Nuestros pensamientos, sentimientos y palabras se convierten así en profecías que se realizan a sí mismas; con frecuencia esa operación interviene sobre el cuerpo físico propiamente dicho.

El plano subconsciente dirige buena parte de los que acontece en nuestro organismo y su entorno. Responde literalmente a los pensamientos, los sentimientos y las expresiones. Uno le dice a sus amistades «he perdido cinco kilos » y esa criatura interior, ese nivel subconsciente, aguza los oídos: «¿Perdido? ¿Perdido?». En seguida se pone a buscar esos cinco kilos perdidos, y por lo general los encuentra y echa algunos más por añadidura, por si volviesen a perderse.

Si maltratamos a esa criatura interior, o nos peleamos a gritos con ella, ¿nos extrañaremos de que nuestra vida sea un desastre? A nadie le gusta vivir con alguien que siempre le está riñendo. ¿Queremos reprender a ese niño que vive dentro de nosotros, o preferiremos cuidarlo y tratarlo con cariño? En esto se resume nuestra responsabilidad por lo que toca a la curación.

La salud es una opción individual. Algunos dicen que no pueden evitar el pensarse y sentirse como lo hacen, y se quejan de que así es la experiencia de toda su vida. Lo cual resulta muy triste, pero más lo es todavía que sigamos encajados en estos esquemas cuando está en nuestra mano el cambiarlos. El pasado no se puede cambiar, pero el futuro, sobre todo en lo que concierne a nuestra salud futura, está siendo configurado por nuestros pensamientos y sentimientos actuales. Cambiar nuestras .imaginaciones es cambiar nuestro mundo.

A medida que empecemos a trabajar con las energías curativas advertiremos con claridad cada vez mayor que algunos de nuestros desequilibrios provienen de ciertas expresiones del desamor hacia nosotros mismos. Es fácil reconocer dichas expresiones; basta con ponerse a buscarlas. Nos reñirnos o nos criticamos a nosotros mismos diciéndonos que estamos demasiado gordos, demasiado delgados, o somos demasiado viejos, demasiado jóvenes, demasiado bajitos o demasiado altos. Consumimos alcohol o drogas. Desdeñamos el ejercicio. Comemos mal. Y todo nos causa remordimientos. Nos comparamos con el vecino. Dejamos las decisiones para otro día. Tropezamos una y cien veces en las mismas piedras del pasado. No nos juzgamos capaces de dedicarnos a lo que nos gustaría.

Conviene que empecemos a comprender que somos los únicos responsables de nuestros pensamientos y sentimientos, ya que sólo nosotros sufriremos sus consecuencias, buenas, malas o indiferentes. Fijándonos únicamente en lo negativo introducimos desequilibrios en nuestro ser emocional y mental; a su vez estos van a repercutir como desequilibrios del mundo físico.

Mientras la mayoría de los médicos ortodoxos se vuelven primordialmente hacia lo físico, el sanador considera todos los aspectos de la energía de una persona. El auténtico sanador intentará corregir el síntoma físico así como sus causas subyacentes, las metafísicas.

Un sanador es aquella persona que aprende a sintonizar con las fuerzas vitales curativas (físicas y espirituales) así como a conducir la energía sanadora. Al aplicar esa energía sobreviene la curación. La capacidad de conducción de tal energía sanadora es una aptitud aprendida, y cualquiera que desee la mejoría y el bienestar puede desarrollarla. En qué grado lo consiga, será la determinante del grado de curación obtenido (véase el siguiente cuadro de «agentes de curación natural y espiritual»).

LISTA NO EXHAUSTIVA DE AGENTES DE CURACIÓN NATURAL Y ESPIRITUAL

Agentes naturales

Las medicinas

El masaje

La manipulación (rolfing)

Los ejercicios físicos correctores

La psicoterapia

Los métodos quiroprácticos

La fitoterapia (hierbas medicinales)

La cirugía

La acupuntura y la acupresión

La homeopatía

La dieta

La radiestesia

La Trager

Reiki

La terapia de polaridad

El rebirthing

Los ejercicios (yoga, tai chi, etc.)

Tacto etérico/terapéutico

Aromaterapia

Cromaterapia y fototerapia

El sonido

La terapia vitamínica

Las esencias florales

Otros agentes espirituales

La oración

La meditación

La visualización creativa

La autorrealización

Los ángeles o guías espirituales

Sanadores

Las invocaciones

Las bendiciones espirituales

La obra onírica

La revisión de vidas pasadas

La fe

Las afirmaciones

En todo esto se entiende implícitamente que el individuo receptor de las energías sanadoras debe desear su curación para que esta se produzca. La triste realidad es que muchos prefieren hallarse enfermos. Así disfrutan de la atención de cuantos les rodean y tienen una excusa para hacer o dejar de hacer determinadas cosas durante toda la vida. E incluso les permite rehusar la culpa de sus propios fracasos, pues según ellos los perciben («si no estuviese tan enfermo habría triunfado, habría emprendido muchas más cosas»).

Para estos, el estar enfermos es una manera de darse por vencidos sin tener que confesarlo públicamente. La sociedad admite la enfermedad como una excusa legítima. Por eso se dice que el cáncer es la forma de suicidio socialmente aceptable. Puede uno manifestarlo sin tener que cargar con el estigma de los suicidas. O mejor dicho, a veces puede uno abandonar el mundo dejando una imagen de luchador intrépido cara a la muerte, cuando en realidad no es más que una manera de aliviarse de las responsabilidades que comporta la vida.

Pero, como por otra parte, la enfermedad puede manifestarse obedeciendo a otras muchas causas, no nos precipitemos a formular conclusiones ni a señalar con dedos acusadores. Cada individuo es un caso único y su manera de sufrir reviste una significación propia, ni más ni menos que la de otra persona.

Lo que importa es descubrir la causa o las causas que originan el desequilibrio físico. Por muchas razones se sitúan los humanos en disposición de manifestar un desarreglo susceptible de originar una enfermedad:

- Para obligarse a aprender y progresar.
- Por autocompasión y para ganarse la compasión de los demás.
- Para averiguar algo acerca de la responsabilidad personal.
- Como vía para llegar a esa transición a la cual llamamos la muerte.
- Para conseguir el cariño y las atenciones de otra persona.
- Como ayuda para enseñar a otros.
- Para estimular una nueva percepción de la vida y de sus procesos.
- Para purificar el organismo de las toxinas acumuladas, procedentes de fuentes externas (es decir, los contaminantes, etc.).

Los motivos de cada persona son exclusivos de esta, y la responsabilidad del sanador, en parte, estriba en ayudarle a descubrir las pautas que han desencadenado ese desequilibrio físico.

El cuerpo físico posee una capacidad natural para mantener una condición interna estable y equilibrada, dentro de ciertos límites o parámetros. Esto es lo que llamamos homeostasis. Encarnamos bajo diversas condiciones para poner a prueba esa homeostasis y aprender a conservarla mejor; por eso la existencia está hecha de ensayos, errores y altibajos. Nuestras energías aumentan cuando aprendemos a mantener el equilibrio mientras seguimos el ritmo de la vida. Pero si nos abstenemos de experimentar la vida y sus cambios, buenos o malos, creamos una tensión que luego se interioriza, un estrés, que es la causa primaria de todas las enfermedades.

La dolencia nos indica dónde está el desequilibrio o el estrés que nos amargan la vida. Nos ayuda a reconocer las energías negativas que estamos cultivando en otros planos de nuestro ser. El proceso de curación holística nos permitirá conocer la causa y las enseñanzas inherentes, y devolverá el equilibrio al organismo. Si no logramos abrirnos camino hasta la causa, no haremos otra cosa sino aliviar síntomas. En tal caso, las energías desequilibradas buscarán una nueva oportunidad para manifestarse. La enfermedad rebrotará con otros síntomas o en otro punto, por lo general con más intensidad que antes.

La farmacología moderna ataca los síntomas. Dispone de medios rápidos y potentes para eliminar esos síntomas y señales del malestar real que está afectando al organismo. Con lo cual se obtiene un alivio superficial, el cual es a la verdadera curación lo que una hamburguesa a la verdadera comida. Alivian temporalmente las molestias de la enfermedad. Y el sujeto se considera dispensado de invertir tiempo y asumir su responsabilidad en cuanto a la rectificación de las causas.

Pero suele crear dificultades más adelante si seguimos desdeñando las señales que nos advierten sobre la tensión interiorizada. El ejemplo más evidente es nuestra manera de enfrentarnos a un resfriado en la sociedad occidental. La nariz colorada que gotea desde luego no queda bonita, y el catarro es muy molesto, pero también es la vía por donde el organismo elimina ciertas toxinas. Si nos tomamos un fármaco para que la nariz deje de gotear, impedimos que el cuerpo se purifique, y las toxinas permanecen dentro.

De vez en cuando, el organismo pasa por lo que llamamos una crisis curativa. Por lo general esta sucede precisamente cuando el sujeto cobra conciencia de su salud y empieza a hacer algo, por ejemplo emprender un programa de ejercicios o una dieta racional, etc. Al cabo de pocas semanas le abate el resfriado o cualquier otro proceso febril por el estilo. Así comienza la crisis curativa, proceso mediante el cual se purifica y fortalece el organismo; es que el cuerpo reacciona a nuestros esfuerzos por restablecer su salud.

Los influjos a que estamos expuestos y nuestros propios hábitos perjudiciales originan las toxinas del organismo. Estas se acumulan como el limo en el lecho de un río. Cuando hacemos algo para recobrar la salud es como si removiéramos el fango; este aparece visible en la superficie. Pero así podremos filtrarlo y volver a sentirnos vibrantes y pletóricos de energía. Por desgracia, muchos utilizan la crisis como una excusa para abandonar el esfuerzo, cuando deberíamos tomárnosla al contrario, como una señal de que tal esfuerzo empieza a verse recompensado, de que el organismo reacciona. Es molesta al principio, sí, pero dejemos que siga su curso y saldremos fortalecidos.

La crisis curativa se produce cuando hace falta una purificación. El cuerpo elegirá el momento en que se halle con vitalidad suficiente para resistir la sacudida; por eso las crisis curativas nos sorprenden cuando mejor creíamos estar y disponemos de tiempo en abundancia (sorprende comprobar cuántos caen enfermos durante las vacaciones). Si perseveramos en el esfuerzo consciente de mejoramiento, eliminaremos de una manera natural las toxinas y los desperdicios del sistema sin tener que pasar las molestias de una crisis curativa.

También se da a veces la llamada crisis de malestar. Es lo que ocurre cuando el organismo está saturado hasta el límite de toxinas, sustancias de desecho y mucosidades. La crisis puede producirse de muchas maneras. Cabe que hayamos ignorado todas las señales de aviso anteriores (y siempre hay señales de aviso), que hayamos maltratado el cuerpo trasnochando, alimentándonos incorrectamente, descuidando el ejercicio, etc. Cuando se llega a la saturación los gérmenes hallan terreno favorable y proliferan. La toxicidad se intensifica e irá a atacar los puntos más débiles.

Se produce la enfermedad cuando la potencia orgánica y la vitalidad están en horas bajas. Entonces nos ataca la crisis de malestar, como recurso para salvar la vida. Es una purificación forzada, una limpieza intensa, por cuanto empezaban a manifestarse las lesiones en los órganos, los estados cancerígenos, la septicemia u otras condiciones por el estilo, igualmente traumáticas. El episodio morboso viene a durar varias semanas, o incluso meses en función, sobre todo, de lo mucho que hayamos descuidado el mantenimiento adecuado de la máquina.

Es bastante corriente que la crisis se dispare con el principio de la estación fría. Al enfriarse el cuerpo físico, todos los vasos se contraen y ello fuerza una eliminación de toxinas. Por lo general la crisis conduce a situaciones en las que es obligado recapacitar y tomar resoluciones. De ahí que muchas veces un amago de infarto o una alarma de cáncer consigan imponer espectaculares cambios de vida, de los que nunca habríamos creído capaces a los pacientes.

La crisis ha obligado a hacer balance, a valorar con realismo la situación. Los sanadores antiguos habían comprendido que es menester tratar a la persona en su totalidad, no sólo unos síntomas. Habían comprendido la necesidad de prestar atención a todos los aspectos. Conocían las funciones del organismo humano y ello les permitió desarrollar métodos que promoviesen dicho funcionamiento por maneras naturales. Y habían comprendido la importancia del desarrollo espiritual de la persona para el proceso de la curación.

El malestar es una oportunidad de aprender a todos los niveles, para alcanzar un estado de conciencia superior y lucidez. Los mismos procesos que nos sirven para curarnos reflejan nuestra capacidad para elevarnos a otras perspectivas nuevas.

El budismo zen lo dice en un maravilloso poema de tres versos:

> Corto la leña.
> Voy a por agua.
> Esa es mi magia.

Lo que significa este haiku es que todas las cosas del mundo físico son un milagro. Hay magia porque nuestra esencia espiritual se manifiesta a través de un cuerpo físico. Y si somos capaces de manifestar algo tan estupendo como el cuerpo humano, ciertamente también conseguiremos manifestar mejor salud, abundancia, prosperidad y plenitud en nuestra vida.

Un antiguo axioma ocultista dice que «toda energía sigue al pensamiento». Allí donde pongamos nuestro pensamiento, allí comenzará a manifestarse la energía. El que cambia de mentalidad, cambia de vida. Por tanto, debemos empezar a explorar las posibilidades infinitas, las compensaciones, las bendiciones y las potencias que la vida nos ofrece, en vez de fijarnos en nuestras limitaciones. Cuando hayamos aprendido esto, veremos que no estamos entregados a las circunstancias de la vida ni a las del organismo. Podemos introducir en ella la luz, la energía y la salud. Y lo mismo en las vidas de quienes nos rodean. En eso consiste el ser un sanador.

El significado oculto del cuerpo

Nuestro cuerpo es algo más que una simple envoltura física compuesta por órganos, etc. Tiene una trascendencia muy superior a la que imaginamos. A través de él opera el concierto de todas las energías terrestres y de todas las energías celestes. A fin de potenciarnos y vigorizar nuestra salud, por tanto, es crucial que contemplemos el cuerpo como algo más que el instrumento físico que hace posible nuestra existencia.

El cuerpo es un microcosmos. El mismo constituye un Universo de energía; en él se reflejan las energías principales del Universo, que es el macrocosmos. Cuando decimos que el ser humano es un microcosmos no nos referimos a que somos parte del Universo, sino a que cada uno de nosotros es un Universo en miniatura. Es decir que nuestras manos no son sólo instrumentos para asir y tocar.

Las piernas son algo más que un mecanismo sustentador y deambulador. El corazón no es una simple bomba para que circule la sangre. Cada parte de nuestro cuerpo tiene un significado muy superior al de su mera utilidad física. Cada aspecto de nuestro cuerpo tiene un significado oculto. Son los puntos a través de los cuales discurren y se manifiestan las energías del Universo. En ellos se produce también la interacción dinámica con nuestras actitudes mentales, emocionales y espirituales, así como con nuestras propias energías. De tal manera somos susceptibles a los influjos de todas las energías que nos rodean, tanto las procedentes de lo que asimilamos por cualquier modo (los alimentos, el aire, las bebidas, etc.) como las del entorno que incide sobre nosotros (las personas, los ambientes, las actitudes, los ruidos, etc.).

Nuestro cuerpo es un resonador y detector de energías. Tiene la propiedad de resonar con casi todas las formas de energía, tanto las positivas como las negativas. En condiciones normales tiene además la facultad de rechazar las influencias negativas antes de que le hagan ningún daño. El cuerpo funciona asimismo como detector energético y nos informa a través de la sensación propioceptiva y de los síntomas. Cuando estamos expuestos a influjos y energías de signo positivo, nos sentimos fuertes, llenos de vitalidad. Pero si recibimos influencias negativas, perdemos energía, sentimos dolores o malestares, y se llega a manifestar alguna dolencia en el plano físico.

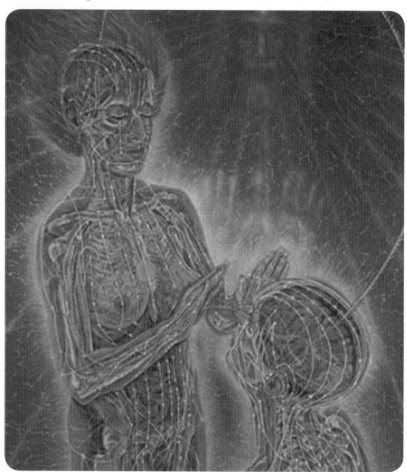

ASOCIACIONES CELESTES DEL ORGANISMO

PLANETA	Parte del cuerpo que dirige
Sol	El corazón, la espalda
Luna	El estómago, los pechos, la digestión
Mercurio	Las manos, los brazos, el sistema nervioso, el plexo solar
Venus	La garganta, la voz, los costados, las venas, los riñones
Marte	La cabeza, los órganos sexuales, el aparato muscular
Júpiter	Las caderas, los muslos, el hígado
Saturno	El esqueleto, las rodillas, la dentadura
Urano	Las corvas, las espinillas, la dentadura
Neptuno	Los pies
Plutón	Los órganos de la generación

SIGNO	Partes del cuerpo
Aries	Cabeza, cara
Tauro	Cuello, garganta
Géminis	Manos, pulmones
Cáncer	Pechos, estómago
Leo	Corazón
Virgo	Intestinos
Libra	Riñones, ovarios
Escorpión	Órganos sexuales
Sagitario	Caderas, muslos
Capricornio	Rodillas
Acuario	Tobillos, corvas
Piscis	Pies

De esta manera nuestro cuerpo nos hace saber que algo va mal y no sólo en él mismo, sino en nuestra vida. El lugar en donde se produzca la manifestación nos servirá de pista para averiguar cuál es la raíz del problema.

Para empezar examinaremos y estudiaremos lo que hacen los distintos órganos y sistemas corporales, sus funciones físicas. A continuación estudiaremos la posibilidad de aplicarles algún significado oculto. Pregúntate:

-¿Qué podría simbolizar o significar esto?

Supongamos, por ejemplo, que padecemos calambres en las manos. Como sabemos, el calambre es una contracción espasmódica de un músculo, pero cuando afecta a las manos invita a preguntarnos si acaso hay algo que desearíamos aferrar o retener, o alguien, como si temiéramos perderlo. ¿Estamos demasiado fijos en una persona, idea o meta? En cualquier caso, la situación no es beneficiosa, como nos lo indica el síntoma doloroso de los calambres.

Cuando nos enfrentamos a la cuestión de determinar la causa de un problema o de un malestar, tratando de averiguar qué quiere enseñarnos, examinaremos estos tres puntos:

- Estudio del síntoma físico que se está manifestando y de su significado oculto.

- Considerar en qué órgano o parte del cuerpo se revela el síntoma, comparando el funcionamiento sano y normal de ese órgano con sus estados disfuncionales.

- Examinaremos también el aparato o sistema del que forma parte ese órgano o región corporal, a fin de tener en cuenta, asimismo, sus significados ocultos.

Cuanto más sepamos acerca de estos tres aspectos, más fácil resultará la eliminación del síntoma físico, así como de su causa radical, con lo que se evitarán recidivas futuras de la misma dificultad. No olvidemos que todo malestar nos sirve para aprender algo.

El significado oculto de determinados síntomas

Los síntomas que padecemos durante nuestros malestares dicen mucho acerca de los estados emocionales, mentales y espirituales que han coadyuvado a la manifestación del desequilibrio. Las descripciones que veremos seguidamente no son diagnósticos; sólo explicamos los fenómenos que comúnmente acompañan a diversos tipos de desequilibrios. Ni tiene carácter exhaustivo el estudio de los significados ocultos que se les 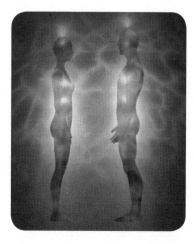 vinculan; es sólo un punto de partida para que tú examines aquellos elementos de tu vida que han colaborado a crear el malestar, para que aprendas a profundizar en ese estado que es algo tuyo y exclusivo.

No olvides que la mayoría de los síntomas responden a causas físicas y éstas deben ser erradicadas. Los calambres, por ejemplo, pueden ser originados por un déficit de calcio en la dieta. En consecuencia solventaríamos este problema incluyendo en aquélla más alimentos que lo contengan. Sin embargo, hay que averiguar también las causas de esa asimilación defectuosa del calcio; de lo contrario volveremos a encontrarnos con la misma dificultad más adelante.

En efecto, el síntoma físico hay que tratarlo en el plano físico, pero existe además una causa metafísica que le ayudó a manifestarse. Tratemos de averiguar qué condiciones emocionales, mentales o espirituales concurrieron para permitir que se manifestase un síntoma de malestar físico. A falta de ello nuestra intervención sería como poner un esparadrapo, una especie de «primeros auxilios», nunca un tratamiento holístico ni menos un enfoque preventivo.

Los calambres

Los calambres son contracciones bruscas e involuntarias de un músculo o grupo de músculos. Muchos estados físicos pueden originarlos, desde un déficit de calcio en el organismo, pasando por el ejercicio físico intenso sin calentamiento previo, hasta la falta de alimento o de oxígeno. Existen asimismo ciertos estados metafísicos que predisponen a padecer calambres. Hay que tener en cuenta que se trata de la contracción violenta del músculo. Expresa un movimiento de retirada o de retención, que muchas veces responde a una reacción de temor, o una negativa inconsciente a relajarse. Refleja tensión o afán de controlarlo todo.

La localización es significativa. Los calambres en las manos quizás indican que estamos reteniendo algo con demasiada intensidad y que no acertamos a soltarnos. A través de los calambres nuestro organismo nos dice que es menester que nos relajemos, que «nos soltemos». En las piernas, puede indicar que llevamos un exceso de actividad y trabajamos demasiado. Dos personajes característicos de la tipología moderna, el «adicto al trabajo» o workaholic y la «supermujer», (es decir, la que compagina tres jornadas: profesional, social y de ama de casa) suelen padecer calambres de manos y piernas.

La dismenorrea o menstruación anormalmente dolorosa es de difícil diagnóstico. En muchas mujeres la intensidad de los calambres varía de un mes a otro. Un examen de sus actividades, sus emociones y sus experiencias vitales en general durante varios meses nos ayudará a identificar los aspectos problemáticos. A veces la dismenorrea guarda relación con la problemática de la feminidad.

La congestión

La congestión es un estado en el cual una región del organismo presenta una acumulación excesiva de fluidos, como sangre o mucosidad; puede afectar a los vasos de un órgano, o bien a una parte de éste. Los senos frontales y los pulmones son localizaciones muy habituales, aunque también el estreñimiento y el constipado nasal son formas de congestión.

Las manifestaciones congestivas proporcionan orientaciones abundantes acerca del género de problema que nos agobia. Si notamos la cabeza congestionada, ¿qué diremos de nuestros procesos mentales? ¿Tal vez estamos permitiendo que la irritabilidad nos domine? Es posible que sean nuestras preocupaciones, dudas y temores lo que atiborra nuestra cabeza y la congestiona. En caso de que la congestión afecte a los pulmones y origine dificultades respiratorias, nos hallamos también ante un síntoma muy significativo. ¿Tal vez hemos reprimido nuestra afectividad?

Una congestión pulmonar traduce quizás una aflicción silenciada, o interior, que necesita expresarse. También es posible que estemos negándonos a admitir algunas cosas o personas en nuestra vida, o que nos lo impida alguien ajeno. Quizá nos falta aplomo para conquistar nuestro espacio vital y por eso nos sentimos como encerrados en un corsé, es decir congestionados. ¿Alguna depresión o una gran pena ocupan nuestro corazón y no han hallado otro camino para expresarse? También eso puede ser el origen de una congestión. ¿La timidez nos impide, por decirlo así, «respirar a fondo la vida» y eso oprime nuestros pulmones y hace que sintamos «ahogados», «sofocados» nuestros impulsos vitales?

El dolor

Son muchas las formas y los disfraces con que se presenta el dolor. En ocasiones resulta difícil precisar el origen de esta sensación que afecta a una región del organismo. En todo caso, y cualquiera que sea su manifestación orgánica, ésta suele significar el desenlace de un largo conflicto: remordimientos antiguos y viejas ofensas, actitudes hipercríticas, resistencia al cambio y a la innovación, situaciones de opresión y falta de libertad.

La localización del dolor puede aportar la información adicional necesaria. ¿Se trata de una cefalalgia? En tal caso, quizás el dolor tiene algo que ver con lo que pensamos acerca de nosotros mismos. Un dolor de corazón a veces refleja la sensibilidad para con nosotros mismos, o la falta de ella, o incluso un déficit de la expresión amorosa. Y recordemos la expresión «es más insoportable que un dolor de estómago «o una tortícolis, o un dolor de tripas» con que aludimos al trato de algunas personas especialmente pelmas o antipáticas.

El dolor puede ser crónico o agudo, y los dolores crónicos a su vez se dividen en recurrentes y persistentes. Los estados de dolor crónico muchas veces reflejan la falta de disposición para el cambio, la presencia de temores muy arraigados y pautas de conducta obsoletas, de las cuales deberíamos haber prescindido. Los dolores agudos son intensos, muchas veces de severidad intolerable; deben interpretarse como una drástica llamada de atención que nos envía el organismo. En ambos casos puede ser la expresión de un exceso de sensibilidad a las críticas propias o ajenas, o de una atención abrumadora al detalle.

Examina tu dolor. ¿Es pulsátil, constante, lancinante? Todos estos rasgos pueden aportar claves y decirnos lo que hay más allá del signo físico. ¿Te falta algo en la vida, cariño por ejemplo? ¿Te estás castigando por algún remordimiento, un sentimiento de culpabilidad? ¿Te censuras o te autolimitas innecesariamente? ¿Te duele alguien o algo en el alma ahora mismo? Y si se trata de un dolor crónico, ¿existe algo o alguien que haya sido como una llaga en tu vida?

Escalofríos y fiebres

Los escalofríos, por lo general acompañados de temblores, acompañan intermitentemente a los estados febriles. A su vez la fiebre es un aumento anómalo de la temperatura corporal, que cursa muchas veces con aceleración del pulso. Estos dos síntomas nos indican que el organismo intenta eliminar, quemar lo que le perjudica y recuperar la normalidad.

Dos principios básicos de la física se reflejan en los escalofríos y la fiebre. Si deseamos convertir la materia en espíritu hay que aumentar su nivel de energía, o calentarla. Si deseamos convertir el espíritu en materia hay que condensarlo, reducirlo mediante la aplicación del frio. Por ejemplo, para convertir el hielo en vapor aplicaremos calor; la conversión recíproca requiere el empleo del frio. Una fiebre traduce la conversión de la materia en espíritu. Al elevarse la temperatura y acelerarse el pulso, se calientan y se queman las toxinas del cuerpo físico. Esta conversión de las toxinas por la combustión febril es una forma de eliminación. Al mismo tiempo, aumenta el radio de acción de los cuerpos sutiles alrededor del cuerpo físico, a fin de captar más energías y facilitar el proceso de la curación. El escalofrío responde a la conversión del espíritu en materia, o bien un reajuste entre lo espiritual y lo material; el temblor que muchas veces acompaña a los escalofríos obedece a la retracción de los cuerpos sutiles, que los pone de nuevo en coincidencia con el cuerpo físico.

Un episodio febril de gran intensidad quizá nos advierte que estamos a punto de perder el contacto con lo espiritual, o bien indica una congestión tóxica en el plano de los asuntos físicos. Es posible que apunte a la necesidad de estimular el organismo físico, de inducir mayor actividad, de elevar el pulso: ¿has llevado una vida demasiado sedentaria últimamente?; ¿no te has enfrentado a las cosas como deberías?; ¿has dejado que se acumularan los problemas sin resolver?; ¿has descuidado otros aspectos de tu persona, aparte los físicos?; ¿se están poniendo los asuntos al rojo en derredor sin que tú hayas reaccionado todavía?; ¿estás ardiendo en deseos que no te atreves a expresar?; ¿o conteniendo tu enfado por algún motivo, el cual sería mejor desahogar en el terreno físico antes de que te perjudique?

El fenómeno de los escalofríos responde a otra gama de posibilidades. El frío causa una contracción: ¿quizás estás recogiéndote en ti mismo o en ti misma, como si dijéramos, o marcando distancias con respecto a algo o alguien?; ¿has pasado últimamente por estados de desorganización, de confusión, que te hicieron sentir la necesidad de limitar esfuerzos, de volver a centrarte?; ¿te has embarcado en una variedad demasiado grande de actividades, en una dispersión excesiva?; ¿tal vez deseas ordenar de nuevo tu vida?; ¿has padecido inseguridad o abandono en algún sentido?

La fatiga

En términos sencillos quiere decir que estamos cansados, aunque no sólo en el plano físico. La fatiga suele responder además a ciertas actitudes de «cansancio vital» que empiezan a incidir sobre los niveles energéticos físicos. ¿Qué es lo que realmente motiva tu fatiga?; ¿tu trabajo?; ¿tu pareja?; ¿la tensión constante de la vida familiar?, etc.

Cuando el amor está ausente de tus actividades, la fatiga se insinúa. Tal vez no estás dedicando un tiempo suficiente a las distracciones y actividades del tiempo libre. NO olvides que la necesidad de jugar forma parte de la esencia humana. En ocasiones la fatiga no es más que una manera de recordárnoslo.

Las hinchazones

La aparición de hinchazones señala una obstrucción y no sólo en el sentido material. Los individuos prisioneros de pautas antiguas y que han dejado de tener sentido acusan a menudo este tipo de problema. Los tobillos hinchados, pongamos por caso, y los edemas (retención de agua en los tejidos) reflejan esa situación: el agua no circula. La persona se niega a cambiar o no quiere consentir que otros lo hagan.

También es una expresión frecuente de una serie de conflictos relacionados con la autoestima y la valía de las propias ideas y opiniones. Tal vez nos hemos obstinado demasiado en algo, o quizá no estamos progresando y perfeccionándonos pese a las oportunidades que se nos ofrecen: el crecimiento y la expansión quedan como encerrados en nuestro interior, y de ahí la hinchazón: ¿O quizá reaccionamos con demasiada emotividad, en vez de permitir que actúen el sentido común y la razón práctica? ¿Nos entrometernos demasiado en la vida de otros, o en asuntos que no son de nuestra incumbencia?

Las infecciones

Las infecciones son indicios de la presencia de toxinas en el organismo o parte de él. Pueden ser reflejo de sentimientos negativos o de cólera, o bien de temores que están afectando a la vitalidad del sujeto y le hacen más susceptible a la invasión de los microorganismos o a la acción de las toxinas de éstos. Pero los verdaderos intoxicantes son las obsesiones, los temores y las preocupaciones que albergamos. ¿Hay en tu vida disonancias y factores negativos?; ¿estás permitiendo que te afecten?; ¿sueles relacionarte con gente negativa y perniciosa, o frecuentar ambientes deprimidos? En otros casos la acumulación de toxinas se debe a la presencia de hábitos perjudiciales.

Infectar significa «acción por la cual microbios patógenos se implantan y desarrollan en un organismo, causándole trastornos y lesiones», pero también es sinónimo de «corromper, contagiar, contaminar». Estas definiciones de diccionario nos dicen por dónde hay que plantear el examen de cualquier infección cuyas manifestaciones contemplemos. ¿Algo o alguien ha afectado recientemente y en sentido desfavorable a la calidad, el carácter o las condiciones de tu vida?

Las inflamaciones

La inflamación se manifiesta en el cuerpo humano como «aumento de calor, enrojecimiento, hinchazón y dolor, caracterizada por la formación de exudado y proliferación anormal de los tejidos conjuntivo y vascular». También esta definición suministra numerosas pistas acerca de los significados ocultos de cualquier inflamación que observemos.

¿A qué agentes patógenos (persona, situación, actitud, influencia negativa, etc.) te habrás visto expuesta o expuesto últimamente? ¿Has sufrido contrariedades u ofensas como consecuencia de ciertas situaciones o por la actuación de determinados individuos? ¿Algún rencor no desahogado? En suma, son potencialmente inflamatorios todos aquellos elementos intrusos y perniciosos que alteran la tranquilidad y la calma de nuestra vida. ¿Has acumulado cólera y frustración por algo que te haya pasado, o haya dejado de pasar? ¿Tienes un espíritu hipercritico para contigo misma o contigo mismo, o permites que te impresionen demasiado las críticas ajenas? ¿Estás en desacuerdo con tu propia persona por algún motivo? ¿Alguna pauta inveterada que deberías cambiar (lo indican en especial las inflamaciones recurrentes)?

La irritación

En muchos sentidos la irritación es un estado precursor de la inflamación; muchos de los síntomas coinciden, aunque la irritación también se manifiesta en forma de ardores y picores (prurito). Los interrogantes que plantea vienen a ser parecidos.

¿Estás «quemada» o «quemado» por algo que te ofende? ¿Tienes algún deseo o anhelo inexpresado (que también suele decirse coloquialmente «prurito) y no has intentado nada para satisfacerlo?; ¿estás «ardiendo» de ganas de hacer algo y no te atreves? ¿En qué consiste esa insatisfacción?; ¿algún conflicto pendiente, o insatisfacción causada por el estado actual de tu vida?

Las náuseas

La náusea es una sensación de malestar en el estómago, muchas veces acompañada de un reflejo de vómito. Encierra desde luego muchos significados ocultos, y la aparición de dicho síntoma puede ser tremendamente reveladora.

¿Hay algo en tu vida que «te enferma» o te repugna? En efecto, náusea también es repugnancia en sentido figurado. ¿Sentimos rechazo frente a algo, como si deseáramos vomitarlo, o temor a ser rechazados por otra persona? ¿Padecemos inseguridad, o somos prisioneros de componendas y situaciones de apuro que nos obligan a «tragar sapos», como suele decirse?

Los ejemplos anteriores son una mera selección de los posibles síntomas y de los significados que cabe atribuirles. El examen de tu propio caso dictará las interpretaciones correspondientes, pero el análisis no debe conducirnos a conclusiones de tipo supersticioso. Por ejemplo, si un niño se hace daño en un pie durante sus juegos y se le infecta un poco la herida, sería exagerado deducir que él mismo se lesionó para manifestar un problema oculto. A veces los accidentes ocurren y no son más que eso, accidentes, ya que no es posible controlar todas las eventualidades del mundo físico. Tengámoslo presente y conservaremos la salud, al tiempo que procuramos aprender algo acerca de nosotros mismos y de cómo reacciona el organismo físico ante los factores que inciden sobre él cuando se manifiesta un malestar.

El significado oculto de algunas partes del cuerpo

No sólo el síntoma refleja la acción de otras fuerzas o energías; también la localización permite recoger más informaciones, conforme al órgano o parte del cuerpo interesada. Con frecuencia se describe el cuerpo como un microcosmos, un extraordinario símbolo en el que se expresan determinadas fuerzas que rigen nuestra vida. Entonces, ese órgano o esa parte del cuerpo nos dice cómo se expresan o experimentan dichas fuerzas o energías. O más exactamente, el desequilibrio de ellas.

Estudia las partes del organismo. Familiarízate con sus funciones y con los sistemas que constituyen, de manera que sepas interpretar las predisposiciones naturales.

Las descripciones siguientes se entienden a título de orientación. Sin tratar de ser exhaustivos, encontraremos en ella una primera guía para el autoexamen. De esta manera empezarás a recuperar la responsabilidad en cuanto a tu propia salud y tu vida.

El ano

Es el orificio excretor, por donde el organismo elimina los productos de desecho que ya no son utilizables. En el plano simbólico significa expulsión, eliminación. Una dolencia o un prurito en esa zona puede significar el afán de eliminar algo, o a alguien.

Tal vez estamos reteniendo algo que ha dejado de sernos beneficioso, una rémora del pasado. ¿Dejamos que la vida pase de largo en vez de participar plenamente en ella? ¿Nos sentimos agobiados, temerosos por si se nos escapa el control de las cosas? ¿Rechazamos lo que la vida nos ofrece? ¿Nos sentimos rechazados por algo o por alguien?

La bilis (vesícula biliar)

La vesícula biliar viene a ser como un saco que recoge la bilis segregada por el hígado hasta su utilización en el proceso de la digestión de las grasas. Una dificultad en esa región puede indicar que tratamos de asimilar con demasiada rapidez, o que no hemos asimilado ciertas experiencias para aprender de las enseñanzas que la vida nos prodiga. Otros problemas, como los cálculos biliares, tal vez indican que estamos reteniendo pensamientos amargos y experiencias infelices, las cuales no hemos logrado superar. El pasado nos retiene y domina nuestra existencia actual, que permanece en situación estancada y no se abre a las perspectivas y las alegrías del porvenir.

La boca y la dentadura

La boca es un símbolo potente. Es el lugar en donde se inicia la digestión de los alimentos, y al mismo tiempo, el centro del habla, de nuestra capacidad para expresarnos y comunicarnos. La dentadura también interviene en la disgregación de los alimentos durante esa fase digestiva inicial, así como en la articulación de las palabras.

Las afecciones de la boca y la dentadura suscitan muy numerosos interrogantes y muchas posibilidades. Quizá no ingerimos los alimentos espirituales que deberíamos. ¿Nos alimentamos de basura? ¿Dedicamos demasiado tiempo a rumiar los asuntos en vez de tomar decisiones o emprender acciones? ¿Permitimos que nos vaya royendo lo que otras personas dicen de nosotros? ¿Nos consumimos por no haber hablado cuando debíamos hacerlo? O quizá deberíamos tener más cuidado con lo que decimos y a quién se lo decimos? ¿Permitimos que las palabras (las opiniones) de otros influyan sobre las nuestras? ¿Nos hemos negado a nosotros mismos una expresión original, para luego lamentar las ocasiones perdidas?

Los brazos

Las extremidades superiores simbolizan nuestra capacidad para abarcar y retener las experiencias vitales. Son emblema de actividad, del trabajo y de los juegos. Unos brazos fuertes permiten suponer aptitud para el esfuerzo, y también capacidad para elevarse hacia nuevas y más importantes metas.

Si tenemos dificultades con nuestros brazos, ¿no será que hemos querido abarcar demasiado, o cuando no era el momento oportuno para intentarlo? ¿Desearíamos emprenderla a golpes contra alguien? ¿Echamos la culpa a otros por lo que no hemos sabido o no hemos podido alcanzar o abarcar? ¿Hemos asumido demasiadas responsabilidades, o estamos cediendo las nuestras a otras personas? ¿Nos consideramos atascados en una situación sin salida y sin posibilidad de recibir ayuda?

Las caderas y las nalgas

Las caderas y las nalgas son símbolos del equilibrio, de la sexualidad y de la fuerza. Las caderas revisten particular importancia para el equilibrio corporal, sobre todo cuando marchamos de frente. De tal manera que las anomalías en esa región pueden reflejar dificultades en nuestro progreso vital. ¿Nos sentimos desequilibrados, inciertos acerca de cuál deba ser nuestro próximo paso? ¿Hemos permitido que el miedo paralice nuestro avance? Las caderas y las nalgas también son potentes símbolos de la fuerza física y de la sexualidad. La firmeza de su constitución expresa probablemente una gran pujanza vital e instintos sexuales vigorosos y sanos. En cambio, carnosas o carentes de tono muscular traducen una inseguridad en ambos aspectos. ¿Nos falta decisión para abrirnos paso, o no lo hacemos con el ímpetu y la energía que deberíamos? ¿O tal vez despilfarramos fuerzas y voluntad en empresas improductivas?

El cerebro

El cerebro es el ordenador central de nuestro sistema nervioso. Es el centro del pensamiento, la memoria, el análisis, la intuición, etc. Por tanto, la región cerebral afectada nos sugerirá cuáles podrían ser los orígenes de nuestros problemas. De acuerdo con muchas creencias antiguas, el cerebro y el cráneo eran las puertas por donde el alma se ausentaba a la hora de la muerte, o entraba en el instante del nacimiento. Algunos síntomas físicos responden a dificultades de nuestros procesos mentales: ¿retenemos determinadas ideas a pesar de que nos perjudican?; ¿albergamos pensamientos maliciosos o distorsionados?

El corazón

El corazón es el órgano central del sistema circulatorio, así como la sede de la vida y del alma, el centro de la curación y del amor, en tanto que centro solar del cuerpo. En la interpretación tradicional, es el símbolo de los sentimientos y las emociones. Contiene y hace circular la sangre, fluido vital. Las afecciones del corazón suelen expresar dificultades en nuestra manera de vivenciar, experimentar y/o expresar el amor y las emociones. ¿Se han enconado nuestros sentimientos hacia algo o alguien? ¿Reprimimos nuestras inclinaciones amorosas, o las sentimos reprimidas por acción ajena? ¿Permitimos que nuestras emociones y nuestros sentimientos sean blanco de ataques injustificados, o infligimos similar ofensa a otras personas? ¿Nos creemos obligados a amar y demostrarlo siempre, incluso en la relación con aquellas personas que no parecen corresponder, ni siquiera agradecerlo? ¿Somos de los que siempre están trabajando, luchando y sacrificándose por sus seres queridos? ¿Contemplamos la vida desde una perspectiva martirológica? No hay nada más malsano.

El cuello y los hombros

El cuello es la unión entre la cabeza y el tronco, entre lo que está arriba y lo que está abajo. Con los hombros constituye una especie de puente entre lo superior y lo inferior; y los puentes, cualesquiera que sean, tienen asociado un rico significado simbólico. Al cruzarlos penetramos en dominios nuevos, pero también podemos regresar en sentido contrario para volver a lo conocido. De ahí que el cuello y los hombros expresen la flexibilidad en pensamiento y percepciones.

Si padecemos afecciones del cuello o de los hombros, nos preguntaremos si adolecemos de una mentalidad demasiado inflexible, o de posturas excesivamente rígidas. ¿Obramos como si temiésemos mirar hacia los lados o hacia atrás? ¿Hemos cargado sobre nuestros hombros un fardo de responsabilidades excesivas, incluso algunas que no nos corresponden a nosotros sino a otras personas? ¿Nos negamos a considerar los puntos de vista ajenos o las opiniones de otros, o nos afecta negativamente el no ser escuchados o tenidos en cuenta por otras personas?

El estómago

El estómago es el órgano primario de almacenamiento, disgregación y digestión de los alimentos. En el plano simbólico representa los pensamientos, las ideas y las inspiraciones que somos capaces de «digerir», es decir, de asimilar, y el depósito de donde tomamos recursos para lanzarnos a experimentar mundos nuevos.

Las afecciones gástricas muchas veces indican que nos cuesta asimilar las experiencias de la vida. ¿Soportamos con dificultad las novedades, o tenemos demasiado apego a lo antiguo aunque haya dejado de sernos beneficioso, es decir que ya «no nos alimenta»? ¿Nos «devora» el temor a no poder solventar los acontecimientos? A veces el problema estriba en la incapacidad para aceptarnos tal como somos. ¿Nos cuesta asimilar ideas, perspectivas y conceptos nuevos para que nos sean de utilidad en la vida?

La garganta

En esta región del cuerpo se hallan, entre otros órganos importantes, el esófago, la faringe, la laringe, la tráquea y las cuerdas vocales. Es el canal por donde ingerimos los alimentos, respiramos y hablamos. En líneas generales la garganta es el símbolo tanto de lo que somos capaces de asimilar como de lo que alcanzamos a expresar. En este último aspecto guarda relación con la creatividad. Una afección de garganta puede ser manifestación de rencores no expresados, de una creatividad reprimida o de una negativa obstinada a admitir el cambio (la oposición al cambio suele describirse figuradamente como «inflexibilidad». En el sentido contrario tal vez refleja una propensión a la logorrea, o la de quien lo critica todo con acidez y mala fe, o la actitud resentida del que siempre dice: «¿qué hay de lo mío?, ¿a mí cuándo me toca?».

Las dolencias de la garganta deben estudiarse atendiendo al órgano concretamente afectado. Por ejemplo la laringe es la caja de resonancia de nuestra voz y también un órgano auxiliar de la deglución. Si la dificultad se localiza ahí, ¿tal vez «nos cuesta tragar» lo que alguien nos dice? ¿O sufrimos porque nos estamos «tragando» lo que desearíamos manifestar? ¿Nos expresamos de manera inadecuada, o nos «ahoga» el temor a declarar nuestras opiniones?

¿Toleramos que otras personas suplanten nuestra voz? ¿Nos sentimos verdaderamente libres de expresar nuestros deseos, necesidades, etc.?

El hígado

El hígado es un órgano y una glándula que segrega la bilis, la cual contiene las sales biliares cuya acción detergente rompe las moléculas complejas y limpia (desintoxica) la sangre para que los riñones puedan filtrarla; una parte va al proceso de eliminación, mientras que la otra se absorbe puesto que contiene los nutrientes. Interviene asimismo en el sistema inmune del organismo.

Las afecciones del hígado reflejan emociones fuertes de signo negativo, que el individuo no ha conseguido asimilar. De ahí que se diga popularmente que un gran disgusto le afectó a uno al hígado o que «lo puso verde», y también las creencias antiguas sobre la constitución «biliosa». Un rencor inveterado o un carácter susceptible (consigo mismo o con los demás) suele debilitar el funcionamiento hepático. ¿Nos estaremos engañando a nosotros mismos en relación con algún aspecto negativo de nuestra vida? Tal vez nos negamos a depurarnos de ciertos aspectos que estorban. ¿Estamos expuestos a constantes quejas y críticas? ¿Albergamos sentimientos del tipo «nunca me sale nada a derechas»? Esa es la parte que deberíamos eliminar si queremos progresar. ¿Nos recreamos en la autocompasión y el resentimiento, en vez de hacer algo para ayudarnos a nosotros mismos? Hay que tomar la iniciativa: al fin y al cabo, el estado del hígado afecta en gran medida al funcionamiento metabólico general.

Los huesos

El esqueleto es el sistema de sustentación del organismo, su fundamento, su estructura. Históricamente, los huesos han sido interpretados como semillas de la vida e incluso símbolo de la resurrección. Las dolencias óseas nos dicen que algo falla por los fundamentos, en las estructuras básicas de nuestra existencia. Es posible que haga falta reequilibrar, reforzar o incluso reconstruir por entero. Pueden indicar también dificultades en la relación con la autoridad.

Muchos han comparado la columna vertebral con el Gran Árbol de la Vida. Es el soporte principal del cuerpo. ¿Quizá no recibimos de los demás el apoyo que necesitaríamos? ¿O tal vez te niegas a suministrar el apoyo que otros podrían necesitar de ti? Todos necesitamos «sustento» en muchos sentidos: el económico, el emotivo, el amoroso, el sexual, etc. ¿Nos parece que algunas personas «sea apoyan» demasiado en nosotros? ¿O como si «soportáramos» un fardo excesivo? ¿Quizá nos falta valor para vivir con arreglo a nuestras convicciones, como si tuviéramos «quebrado el espinazo»?

Los intestinos

Los intestinos forman parte del aparato digestivo; son el tramo inferior del canal por donde transitan los alimentos. En el intestino delgado se produce la digestión final y la absorción de los nutrientes; en el grueso, la absorción del agua y la eliminación de los residuos de la digestión.

Las afecciones del tracto intestinal reflejan con frecuencia los conflictos en la absorción y la eliminación de los elementos y las experiencias de nuestra vida. Tal vez no aprendemos lo que deberíamos, o las enseñanzas se repiten demasiado, como suele «repetir» una comida indigesta. ¿Nos aferramos a la situación presente? ¿Nos empeñamos en seguir alimentándonos del pasado, en no eliminar lo que está empezando a perjudicarnos? ¿Nos negamos a asimilar las nuevas experiencias? Si estamos en desacuerdo con nosotros mismos, no sabremos distinguir las oportunidades que la existencia nos ofrece.

¿Llegaremos a aprender que siempre hay un tiempo y un lugar para todo cuanto deseemos hacer?

Las mamas

Son los órganos de la secreción láctea que tiene la hembra. Como tales, simbolizan el cuidado maternal, el alimento esencial, el cariño y la sexualidad. En presencia de anomalías que afecten a esa región del organismo nos interrogaremos acerca de las causas de susceptibilidad: ¿estamos alimentando una vieja herida?; ¿nos duele una pena, o por el contrario no nos duele en contra de lo que sería de esperar? (recordemos que las antiguas plañideras se golpeaban el pecho en señal de duelo); ¿recibimos escasas muestras de cariño por parte de nuestros seres queridos?; ¿tememos madurar y hacernos mayores (simbolizado por el crecimiento de las mamas)?; ¿somos excesivamente maternales o protectores con quienes nos rodean?

Las manos y los dedos

Estas son nuestras herramientas, que nos sirven para tocar, acariciar y aferrar las experiencias de la vida. Las usamos para dar y recibir, para atraer o rechazar, para acercar las cosas o apartarlas de nosotros. Se alzan para bendecir o para amenazar. El simbolismo tradicional atribuye gran significación a la postura de la mano y cada dedo adquiere un sentido propio. En presencia de dificultades, ¿nos negamos a tocar o ser tocados por otros?; ¿nos aferramos en exceso a tal persona o tal propiedad?; ¿dilapidamos nuestros recursos inoportunamente?; ¿nos sentimos explotados en algún sentido, o permitimos que otras personas se ocupen de nuestros asuntos en vez de hacerlo nosotros mismos? ¿O bien nos metemos en los de otras personas sin que nuestra intervención haya sido solicitada?

La nariz y el olfato

La nariz es la parte del organismo que nos sirve para filtrar y calentar el aire que respiramos, poniéndolo en condiciones para ser absorbido por los pulmones. También reside en ella el sentido del olfato mediante el cual, simbólicamente, reconocemos a los demás y nos reconocemos a nosotros mismos, o por lo menos procuramos hacerlo adecuadamente y desde una perspectiva correcta. De manera que también puede simbolizar la acción y el efecto de marcar límites a nuestro alrededor.

Entre los abundantes significados simbólicos vinculados a la nariz y al olfato se halla el de representar nuestras facultades de intuición y sentido de la discriminación y el discernimiento. En caso de dificultades conviene que nos preguntemos si nos hemos sentido menospreciados en la vida, o nos parece que nuestra valía no ha sido debidamente reconocida. ¿«Metemos las narices» donde nadie nos llama, es decir en los problemas de otras personas, o permitimos que éstas se entrometan en lo nuestro? ¿Nos engañamos en la medida de los esfuerzos y las energías que deberíamos aplicar a nuestras actividades cotidianas?

Los ojos (la vista)

El ojo es el órgano de la visión, y como tal un símbolo de agudeza mental, de «clarividencia». Son las ventanas del alma. Cuando no vemos las cosas claras, ¿será que no deseamos ver? ¿Tenemos una percepción distorsionada acerca de alguna cuestión? Cuando la visión se nubla (como en el caso de quien padece cataratas), ¿quizá queremos excluir algo de nuestra vida? ¿O tal vez no atisbamos ninguna esperanza en nuestro porvenir?

El présbite, ¿tiene dificultad para ver lo que está más cerca de él, y no sólo en el sentido material? ¿Mantiene una tensión excesiva hacia lo futuro, lo que aún no se ha manifestado? Con la edad, el cristalino del ojo pierde flexibilidad y se produce la presbicia o «vista cansada»; o visto de otro modo, nuestra mentalidad se hace más rígida, menos adaptable.

El miope ve con claridad lo que está cerca pero los objetos lejanos se difuminan convertidos en manchas de colores. ¿Vivimos demasiado centrados en nosotros mismos? ¿Nos negamos a ver el panorama general? ¿Nos atemoriza el futuro, el «mirar a lo lejos»?

Las orejas (el oído)

La oreja es el pabellón externo del órgano auditivo, en el cual reside también el sentido del equilibrio. En caso de afección, ¿qué es lo que no deseamos escuchar, o por el contrario, que habríamos querido escuchar pero no ha sido dicho? ¿Estamos rodeados de una actividad excesiva que no nos permite discernir con claridad lo que sucede? ¿Hemos dejado de atender a la voz interior? ¿Permitimos que las palabras o las acciones de otros alteren nuestro equilibrio? ¿Hacemos más caso de sugerencias ajenas que de nuestro fuero interno? ¿Tratamos de aislarnos, o nos sentimos relegados al ostracismo por los demás? ¿Somos demasiado obstinados y nos negamos a escuchar voz alguna aparte la del propio criterio? ¿O por el contrario, carecemos de él y mendigamos el parecer ajeno?

El páncreas

El páncreas es una glándula que segrega jugos digestivos y además una hormona, la insulina, que regula el metabolismo de la glucosa en el organismo. Por otra parte, sus secreciones actúan para descomponer los alimentos ingeridos en sus componentes principales, glúcidos (azúcares), prótidos (aminoácidos) y lípidos (grasas).

Simboliza por tanto el páncreas no sólo nuestra facultad para discernir la dulzura de la vida, sino también la capacidad de análisis (separación) y asimilación de las experiencias, es decir el proceso llamado aprendizaje. En presencia de una afección pancreática convendría practicar un pequeño examen de conciencia. Es posible que no hayamos prestado suficiente atención a los aspectos más dulces de la vida. Tal vez nos negamos a entender que toda situación encierra posibilidades beneficiosas. ¿Te definirías tú mismo o tú misma como un «amargado» o una «resentida» ¿El que vive en discordia consigo mismo o se siente postergado por la suerte no ha comprendido todavía que tanto lo dulce como lo amargo tienen su utilidad en la vida, y que si bien la obligación prevalece sobre la diversión, no sería oportuno que excluyese por completo a ésta.

La piel

Revestimiento externo y protector del cuerpo, la piel es también un órgano sensorial, el más extenso de todos ellos. Simboliza nuestra sensibilidad y nuestra valía, así como el ciclo eterno del nacimiento, ya que las células de la piel se regeneran continuamente.

Las afecciones de la piel invitan a un autoexamen riguroso. ¿Somos demasiado sensibles ante las circunstancias de la vida? ¿Se han mostrado los demás excesivamente insensibles para con nosotros? ¿Estamos «fuera de contacto»?

Es posible que estés atravesando una fase de insatisfacción, o descontento, contigo misma o contigo mismo. Son períodos de discordia interior, durante los cuales nos parece que no somos merecedores de que nadie nos quiera. O tal vez tememos que alguien nos haga daño, por lo que intentamos «acorazarnos» para que ningún influjo exterior pueda llegar a herirnos. ¿Hemos asumido la plena responsabilidad por lo que somos? ¿Se ha visto amenazado nuestro sentido de la individualidad? ¿Nos sentimos limitados, sofocados por el corsé de las circunstancias?

Las piernas

Las piernas nos permiten andar en todas direcciones. En sentido simbólico son las columnas del equilibrio que es menester preservar en todos los movimientos de la vida. También representan nuestra capacidad para progresar, es decir evolucionar y elevarnos. Cuando nos sustentan las piernas, los pies se plantan en el suelo y la cabeza apunta a las nubes. De tal manera que las dolencias de las piernas suscitan preguntas en lo tocante al equilibrio íntimo y a la progresión personal. Tal vez nuestra vida ha entrado en una fase nueva y por eso nos parece estar desequilibrados; puede existir una oposición inconsciente al movimiento y al cambio. O bien es nuestra mentalidad inmovilista la que pretende impedir el progreso de quienes integran nuestro entorno. ¿Tememos tanto al futuro que preferiríamos permanecer confinados en el presente, o incluso en el pasado? ¿Somos hipócritas, es decir que decimos una cosa y pensamos otra diferente? ¿Padecemos una falta de fundamento en nuestra situación actual?

Los pies

Son nuestro sistema de sustentación. Con ellos andamos y mantenemos la postura erecta. Son el nivel básico del cuerpo, el fundamento de toda la estructura. Representan la estabilidad y la firmeza, así como la perseverancia. Si tenemos problemas con ellos, preguntémonos: ¿algo está cambiando en nuestra vida, a nuestro alrededor? ¿Se están desmoronando nuestros fundamentos? ¿Nos hemos negado a dar un paso adelante cuanto teníamos la oportunidad? ¿Hemos entrado en donde no debíamos? ¿Se ha debilitado nuestro entendimiento básico de la existencia y el concepto que tenemos de nosotros mismos? ¿Ha seguido nuestro comportamiento una línea recta? ¿Estamos siendo «pisados» por otros? ¿Deberíamos asumir una posición de mayor firmeza en la vida?

Los pulmones

Los pulmones son los órganos de la respiración, mediante los cuales tiene lugar el intercambio gaseoso interno y externo. La absorción del oxígeno y la exhalación del dióxido de carbono corresponden a la parte externa de la función respiratoria; la parte interna es la absorción del oxígeno a nivel de las células. Todas las sociedades atribuyen gran trascendencia a la respiración en el plano místico, considerándola como absorción de fuerza y de vida. La inhalación y la exhalación se asimilan a los procesos de involución y evolución, a la integración de la vida con el espíritu.

Las dificultades respiratorias muchas veces revelan una incapacidad para absorber y expresar la vida y la energía. Una de nuestras posibles zonas de expresión está como ahogada, o sofocada, como si alguien nos impidiese participar plenamente y en todos los aspectos. ¿Por qué sucede esto? ¿Es una tristeza contenida a menudo manifiesta en forma de crisis de asma, con dificultad para expulsar el aire inhalado)? ¿Procede la inflamación de aquellos sectores básicos de la existencia como la familia, el hogar, etc.? ¿Quizá no hemos vivido a tope como tal vez deseábamos? ¿O nos parece que nuestra conducta y nuestras actitudes vitales no cuentan con la anuencia de quienes nos rodean?

Los riñones

Los riñones son los órganos excretores de la orina. Funcionan como filtros del plasma sanguíneo que separan las sustancias innecesarias para el organismo. Las afecciones renales muchas veces reflejan una falta de discernimiento, de facultad discriminadora. Es posible que no estemos acertando con nuestros juicios últimamente, por ejemplo en relación con lo que pueda sernos beneficioso o no en nuestra vida, ¿acaso pasamos por alto que todas las situaciones implican enseñanzas útiles, de las que podemos aprender? ¿Mantenemos una actitud demasiado crítica para con nosotros mismos o con los demás? No hay que regodearse en la mística del fracaso; los errores del pasado deben servir también para aprender de ellos. Como tampoco se debe andar por la vida con unas gafas color de rosa, empeñados en ver únicamente lo bueno de todas las personas y de todas las cosas.

Las rodillas y los codos

Todas las articulaciones, como las rodillas y los codos, sirven para dar movimiento y flexibilidad a los miembros. Gracias a ellas podemos desplazarnos y movernos en toda clase de actividades. En este sentido representan la flexibilidad y la facultad de movimiento y cambio.

Ante dolencias de las articulaciones deberíamos preguntarnos si no estaremos siendo demasiado obstinados e inflexibles. ¿Quizá nos cuesta el ensayar nuevos esquemas o nuevos planteamientos? ¿Titubeamos antes de dar un paso hacia un camino que no nos sea familiar? Estas aventuras, ¿nos resultan excesivamente dolorosas, o nos desequilibran? ¿Nos negamos habitualmente a «dar el brazo a torcer», tengamos razón o no? ¿O sufrimos esa conducta por parte de las personas que nos rodean? ¿Todavía no nos hemos perdonado esa iniciativa del pasado? ¿Somos reacios a emprender un esfuerzo en busca de nuevas metas o, digamos, para escalar nuevas alturas?

La sangre

Es el fluido vital del individuo, de obvia importancia y de muy abundantes significados ocultos. Representa el flujo de la energía vital. Contiene la esencia del individuo, sus pautas vitales pasadas y presentes. Por este motivo, entre otros, solía figurar en los antiguos rituales místicos. Simboliza la vitalidad y la alegría de vivir.

También las anomalías, como la hipertensión y la hipotensión sanguíneas, tienen su significado oculto. La presión arterial muy alta suele reflejar la presencia de conflictos emocionales inveterados y no resueltos. Subsiste la tormenta íntima porque el pasado no ha muerto, sino que sigue activo en el trasfondo. Con frecuencia hallamos en los hipertensos esa fijación sobre pautas y emociones antiguas, de las que no han prescindido. La tensión baja, por el contrario, puede ser signo de timidez y/o apatía ante el movimiento de la vida, siendo comunes las actitudes del tipo «¡para lo que hay que ver!».

Otras afecciones comunes son las infecciones (septicemias) y las anemias. Dichas infecciones justifican un examen detenido. ¿Albergamos pensamientos perniciosos y permitimos que éstos intoxiquen nuestra vitalidad? ¿Estamos disipando nuestras fuerzas vitales básicas a fines negativos (hábitos perjudiciales o autodestrgctivos)? En el caso de la anemia, que es un déficit de glóbulos rojos de la sangre, ¿hemos reducido a mínimos las actividades vitales? ¿Padecemos un exceso de timidez que nos impide vivir a fondo?

Los senos frontales

Los senos craneales son cavidades rellenas de aire. Sirven para calentar y humedecer el aire que inhalamos y además funcionan como cámaras de resonancia para la voz.

Las afecciones frecuentes tal vez indican una irritación permanente que tiene su causa en las personas que nos rodean y que influyen sobre nosotros. O tal vez subsiste en nuestro fuero interno algún motivo oculto, molesto y disonante. ¿Nos resulta difícil conseguir que hagan caso de nuestras palabras las personas del entorno? ¿O quizá lo que decimos origina fricciones y disgustos? Esa congestión, ¿no será el reflejo de una excesiva asiduidad por parte de quienes nos rodean, pero no nos ayudan en absoluto a solventar nuestros problemas? ¿Nos critican? ¿Somos excesivamente críticos con los demás, o con nosotros mismos?

El sexo (los órganos genitales)

En los órganos sexuales reside la fuerza esencial y creadora de la vida, la kundalini o fuego de la serpiente, la energía primordial de donde todo dimana: la vida, la creatividad, el nacimiento, la curación. etc. En ella podemos distinguir un paralelismo con la energía primordial oculta en la doble espiral del ADN.

En el mundo occidental hemos olvidado en buena parte las asociaciones místicas vinculadas a los órganos sexuales. El instinto sexual es la fuerza creadora de vida; toda creación original, cualquiera que sea el campo de actividad en donde se ejerza, bebe de esa fuente primaria. Se suele interpretar que los órganos masculinos simbolizan la fuerza activa, mientras que los órganos femeninos representan la fuerza formativa o receptiva.

Las afecciones de estos órganos deberían inducirnos a revisar no sólo nuestras actitudes acerca de la sexualidad, sino también las maneras en que expresamos, o dejamos de expresar, nuestra creatividad innata. ¿Aceptas todos tus sentimientos y estás de acuerdo con ellos? ¿Estás contenta de ser mujer, o contento de ser hombre? ¿Albergas algún resentimiento hacia tu pareja, compañero o cónyuge? ¿Sientes como sofocada tu originalidad? Las necesidades sexuales y el deseo sexual, ¿revisten aspectos conflictivos para ti? ¿Permitimos que personas ajenas (y esto incluye a la sociedad en general) determinen nuestro comportamiento sexual? ¿Consideras que has gozado de apoyo íntimo suficiente en tu vida, o por el contrario has sufrido las consecuencias de un déficit de intimidad?

Los tobillos

Son las articulaciones de los pies con las piernas, es decir que sirven para el movimiento de avance o ascensión. Por tanto, encierran una importante simbología de movimiento y apoyo a las iniciativas de progreso. ¿Los tenemos fuertes o débiles? ¿Nos dice algo tal circunstancia en cuanto a la actividad o falta de ella en nuestra existencia?

El ángulo recto que forma el pie con la pierna también es significativo, ya que indica movimiento en dos dimensiones o planos de acción diferentes. Como símbolo, nos recuerda que mientras tendemos hacia lo espiritual es preciso seguir progresando en lo material. ¿Somos activos en ambas direcciones o, por el contrario, propensos a una vida demasiado enclaustrada? ¿Mantenemos «dos pies en la tierra» mientras nos esforzamos por alcanzar la elevación espiritual? ¿O tal vez hemos dejado de lado lo espiritual para engolfarnos en lo físico? ¿Se manifiesta algún déficit, alguna resistencia, en cualquiera de estos dos sentidos específicos?

La vejiga

La vejiga urinaria es un saco muscular que forma parte del aparato excretor y sirve para la eliminación de la orina. Las afecciones de ese órgano por lo general se amplifican y manifiestan a través de la angustia y la cólera. ¿Estamos resentidos con alguien, o alguien alberga rencor contra nosotros? La incontinencia urinaria es a veces un síntoma de miedo. Otra anomalía es la enuresis (emisión involuntaria de orina durante el sueño), consecuencia de miedos infantiles no resueltos. El temor a prescindir del pasado, de lo que ha dejado de sernos beneficioso (aunque constituya un entorno familiar y por tanto una especie de refugio para nosotros) es otro de esos miedos inveterados y perjudiciales. La actitud de «más vale malo conocido que bueno por conocer» suele hallarse en la raíz de numerosos problemas de la eliminación, sobre todo cuando afectan a ese órgano.

El significado oculto de los principales sistemas del organismo

Una vez examinados los síntomas del malestar y la parte o partes del organismo más afectadas, es preciso considerar todo el sistema al cual pertenece dicha región. Pues, si bien los síntomas suelen manifestarse con más intensidad en un punto determinado, la afección probablemente revestirá un carácter sistémico.

Examinaremos el funcionamiento del sistema en busca de su significado oculto. De éste sacaremos importantes conclusiones en cuanto a la raíz del problema. Este análisis es particularmente necesario cuando se observe que las manifestaciones anómalas cursan con más frecuencia a través de un sistema determinado. Por ejemplo, algunas personas sufren repetidos malestares de la respiración; en otras es el sistema digestivo el que les origina molestias recurrentes. La identificación de estas pautas es crucial para la auténtica curación holística. La pauta sistémica reflejará por lo general una predisposición, por tanto nuestras acciones preventivas deberán dirigirse con más atención a ese sistema afectado.

En lo que sigue detallaremos algunos de los sistemas principales del organismo y proporcionaremos algunas orientaciones en cuanto a sus significados ocultos y las repercusiones que éstos ejercen sobre la vida y la salud.

El esqueleto

Lo constituyen los huesos y los cartílagos; en él, la energía química se transforma en energía mecánica. Los huesos forman la estructura de este sistema y además de intervenir en los movimientos corporales, proporcionan sustentación a los tejidos blandos y protección a los órganos vitales. Intervienen además en la formación de la sangre y son depósitos de reserva de sustancias minerales.

Las afecciones de este sistema se vinculan con determinadas circunstancias de protección o desprotección. En el supuesto de una fractura ósea, ¿qué órgano protegía ese hueso, y cuál es el significado que reviste dicho órgano? ¿Qué sentimientos inveterados albergamos sobre la protección de que nos hemos beneficiado en la vida, o la falta de ella? ¿Falla algo en las estructuras básicas de nuestra existencia?

El sistema muscular

El movimiento es primordial para todos los seres vivos. En el organismo humano, los músculos sirven a la traslación espacial, pero también a la circulación de los nutrientes en todo el cuerpo. Tenemos un músculo cardíaco. Tenemos la musculatura ósea y también tenemos músculos involuntarios. ¿Cuál es la localización exacta de la dificultad? Esa exploración nos será sumamente útil. ¿De qué tipo es la anomalía muscular que padecemos? La presencia de un esguince, por ejemplo, indica que se ha forzado una articulación: ¿estamos tratando de abarcar más de lo que podemos, o hemos querido ir demasiado lejos? Las agujetas indican un esfuerzo muscular excesivo: ¿tal vez eres una persona excesivamente activa?; ¿por qué es necesario que el organismo manifieste un problema para decirnos que nos tomemos las cosas con calma? No olvidemos la necesidad de considerar en conjunto el síntoma, el órgano y el sistema a que pertenece.

El aparato digestivo

En este sistema se opera la conversión de los alimentos sólidos y líquidos en nutrientes, de donde el organismo extrae la energía que necesita para sus distintas funciones. Entre sus órganos principales citaremos el esófago, el estómago, los intestinos, el hígado, el páncreas, la vesícula biliar, etc. El funcionamiento digestivo presenta dos aspectos: ingestión y absorción.

Cualquier dificultad en cualquier parte del sistema digestivo debería movernos a examinar nuestros hábitos de ingestión y absorción, por tanto: ¿ingerimos cosas que no deberíamos, o nos faltan otras que sí deberíamos consumir? Ante las ideas nuevas que se nos presentan, ¿acusamos falta de asimilación? ¿Hacemos pleno uso de las posibilidades que se nos ofrecen en la vida? ¿Practicamos un estilo de vida dispendioso y despilfarrador?

El aparato circulatorio

Consideraremos tres aspectos principales: el fluido que sirve de soporte a los nutrientes, es decir la sangre; la bomba que lo mantiene en circulación (el corazón); los vasos destinados a contenerlo (las venas, los capilares, las arterias). Las afecciones de cualquier parte del sistema circulatorio por lo general reflejan una merma de vitalidad en algún aspecto de nuestra existencia. Los problemas de la circulación derivan casi siempre de un movimiento demasiado fácil de la emotividad (o dicho de otro modo, de la falta de control sobre las emociones), o por el contrario, de represiones que obstaculizan o impiden dicho movimiento. En particular, la segunda de las situaciones descritas es la que corresponde a los hipertensos. ¿Estamos anclados en el pasado y rehusamos el progreso? ¿Padecemos antiguos conflictos emocionales no resueltos? ¿Cultivamos el pesimismo y las actitudes derrotistas?

El aparato respiratorio

Primordialmente el sistema respiratorio sirve para la asimilación del oxígeno y la eliminación del dióxido de carbono, es decir que se encarga de los intercambios gaseosos del organismo; sus elementos principales son los pulmones, la laringe, la tráquea, el árbol bronquial, etc.

La respiración es indispensable para la vida. De tal manera que las dolencias de este sistema guardan relación con dificultades existenciales: ¿consideras justificado tu estilo de vida actual, o te inspira algún género de remordimiento o sentido de culpabilidad? A veces, cuando no alcanzamos la plenitud de nuestras posibilidades nos sentimos «sofocados» o, consideramos que se han «ahogado» nuestros mejores impulsos. ¿Hemos suprimido emociones y expresiones vitales? ¿Nos parece que la vida nos ha tratado con equidad, o nos creemos víctimas de algún género de injusticia o represión?

El sistema reproductor

Desde el punto de vista holístico se considera no sólo el aparato reproductor propiamente dicho, los órganos destinados a la procreación, sino también todos los mecanismos que intervienen en la sustitución de las células enfermas o muertas. Y asimismo, en un sentido más extenso, todo aquello que afecta a nuestra capacidad creadora.

Sus órganos físicos son el pene, los testículos, el escroto, etc., en el hombre, y los ovarios, la matriz, la vagina, el clítoris, las mamas, etc., en la mujer. Las afecciones del sistema reproductor responden a la existencia de una problemática en los aspectos generales de la creatividad y la productividad. ¿Estamos considerando nuestra productividad desde una perspectiva adecuada? ¿Destinamos un tiempo suficiente a aquellas actividades que consideramos creativas y divertidas, que son precisamente las que nos rejuvenecen y regeneran? ¿Sufrimos problemas en relación con nuestra sexualidad y sus expresiones? ¿Hemos alcanzado la plenitud en ese orden de cosas? ¿Estamos íntimamente de acuerdo con nuestra naturaleza masculina o femenina?

El aparato excretor

Su función consiste en filtrar los productos de desecho del metabolismo y eliminarlos. Sus principales órganos son los riñones, la vejiga urinaria, los intestinos, etc. En un sentido amplio, sus afecciones responden a una dificultad para eliminar aquello que nos perjudica. ¿Somos reacios a prescindir de lo pasado? ¿Retenemos y reprimimos nuestros enfados? ¿Somos incapaces de decidir acerca de lo que es bueno o malo para nosotros? ¿Tenemos dificultad para renunciar a algo? ¿O tememos que los demás prescindan de nosotros? El temor a lo nuevo, ¿es la causa de que nos aferremos a ideas, actitudes y tradiciones obsoletas?

El sistema nervioso

Es nuestro sistema de comunicación y control. Coordina las actividades de todos los órganos. Almacena informaciones y determina nuestro temperamento en dos sentidos: 1) la irritabilidad, que es la capacidad para reaccionar frente a los cambios del entorno interno y externo, y 2) la conductividad, mediante la cual se transmiten los mensajes a través de las vías nerviosas. Lo constituyen, fundamentalmente, el cerebro, la médula espinal y la red del sistema nervioso periférico.

Las causas de las afecciones nerviosas son muy diversas. Quizá tratamos de integrar demasiadas actividades, o no disponemos de actividades suficientes para mantenernos ocupados. ¿Somos excesivamente susceptibles a la crítica ajena? ¿Mantenemos actitudes demasiado críticas frente a los demás? ¿Sabemos comunicar con claridad nuestras necesidades, y nos mantenemos abiertos a la comunicación por parte de otros? ¿Permanecemos cerrados a las nuevas posibilidades que se nos ofrecen?

El sistema endocrino

Este último sistema es uno de los más importantes para la economía energética del organismo. El sistema endocrino abarca las funciones glandulares y colabora íntimamente con el sistema nervioso al objeto de integrar, correlacionar y controlar todos los procesos corporales. Las glándulas de secreción interna vierten sus hormonas directamente en la corriente sanguínea, a fin de excitar o inhibir el funcionamiento de numerosos órganos y tejidos. Dichas hormonas actúan como catalizadores bioquímicos.

Cualquier dificultad del sistema endocrino debe inducirnos a examinar cómo nos comportamos frente a las situaciones de la existencia. Reaccionamos con exageración, ¿o por el contrario nos inhibimos ante las personas y los hechos? ¿Son adecuadas nuestras actitudes ante la vida? Estas cuestiones justifican un escrutinio detenido.

Todavía no se ha alcanzado un entendimiento completo del sistema endocrino y de sus efectos en el organismo. Aparte su complejidad propia, hay que tener en cuenta su imbricación con todos los demás sistemas; la mayoría de las glándulas funcionan en íntima asociación con otros órganos corporales. Por ejemplo las gónadas, los ovarios, las glándulas mamarias, forman parte del aparato reproductor pero también lo son del sistema endocrino. Y todo ello corrobora la trascendencia del planteamiento holístico para el estudio de los sistemas y los órganos del cuerpo.

Los efectos del sistema endocrino son tan amplios que ningún órgano corporal se sustrae a su influencia, puesto que la actividad de estas glándulas afecta al metabolismo de todas las células, a la capacidad y la velocidad de todos los intercambios. Se hallan asimismo en íntima conexión con el funcionamiento de los chakras, y por esa vía afectan a las energías de los cuerpos sutiles.

Las glándulas corporales son muy numerosas; entre las principales cabe citar la pituitaria, la tiroides, las suprarrenales, el timo, la pineal, los ovarios y los testículos. Pero existen otras glándulas excretoras de hormonas, como son las mamarias, los llamados islote; del páncreas, la paratidoides y él hipotálamo. Todas ellas colaboran íntimamente con las demás aparte su actividad específica.

Un estudio detallado de ésta nos servirá para comprender mejor las circunstancias que originan determinadas patologías glandulares; sirva el resumen siguiente como punto de partida. La glándula pituitaria es un órgano rector; se le atribuye el control de la actividad de casi todas las demás glándulas principales. Además influye sobre el comportamiento del sistema inmune. Sus afecciones suelen ser reflejo de problemas en el gobierno de nuestra propia vida. ¿Sufrimos la intromisión de un exceso de actividad ajena? ¿Adolecemos de escasa iniciativa en nuestras elecciones y decisiones, permitiendo que otras personas las tomen por nosotros? En una palabra, podríamos decir que esta glándula traduce las cuestiones que afectan al control y al equilibrio necesario dentro de éste.

La glándula tiroides puede interpretarse como el termostato del organismo, ya que rige el ritmo metabólico. Le afectan los conflictos de la propia expresión e influye a su vez sobre ellos. Esta glándula se vincula con el chakra de la garganta, de cuyos desequilibrios suelen ser reflejos los estados de hiperactividad tiroidea. La lentitud del metabolismo con frecuencia refleja tardanza en hacer uso de nuestras posibilidades creativas. ¿Tal vez no nos dedicamos a lo que desearíamos hacer y necesitamos hacer? ¿Afirmamos debidamente nuestra personalidad, o lo hacemos de manera inadecuada?

Las suprarrenales se relacionan con los aspectos de autopreservación y autoprotección. En el plano fisiológico, intervienen en el fraccionamiento de las proteínas, pero también sirven para activar el metabolismo en las situaciones de peligro o de extrema necesidad. Por consiguiente, cuando las suprarrenales acusan un sobreesfuerzo es posible que hayamos permanecido largo tiempo expuestos a situaciones angustiosas o de fuerte preocupación. ¿Hacemos frente a las responsabilidades en relación con nosotros mismos o con las personas que dependen de nosotros? ¿Se percibe adecuadamente por parte de los demás esa asunción de responsabilidades nuestra? La glándula timo ha sido relacionada con la actividad del sistema inmune. Por tanto, en presencia de afecciones recurrentes pondremos en duda una serie de aspectos importantes en relación con nuestras actividades habituales. Quizá nos inmiscuimos en asuntos que no nos corresponden, o ejercemos mediante nuestros actos y nuestras ideas una influencia tiránica sobre otras personas. También es posible que seamos receptores pasivos de tal género de influencias. ¿Hemos perdido la capacidad para descubrir los aspectos dulces y beneficiosos de la existencia?

La glándula pineal guarda relación con el sistema nervioso, aunque no se ha demostrado que contenga células nerviosas. Algunos la interpretan como el órgano de la percepción supranormal, es decir de la facultad para captar aquello que escapa a los sentidos físicos corrientes. También se vincula con el crecimiento, tanto en lo corporal como en lo espiritual. ¿Utilizamos adecuadamente nuestras energías mentales y físicas, particularmente las sexuales? ¿Pasamos por alto cosas que deberían ser obvias para nosotros? ¿Prestamos la debida atención a todos los aspectos, incluso los espirituales? ¿Adolecemos de falta de simpatía o sintonía con los demás?

La curación por la homeopatía

La homeopatía es una de las terapias básicas de la medicina vibracional que se aplican hoy en día. Esta especialidad ha seguido una evolución notable desde sus inicios hace más de ciento treinta años. El desarrollo y la popularización de la homeopatía se atribuye a Samuel Hahnemann, un médico alemán que

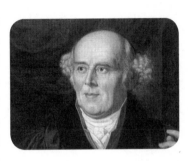

estableció el principio de que «lo similar cura lo similar» a mediados del siglo XVIII. Este principio consiste en administrar a un paciente un medicamento homeopático específico que en grandes dosis provocaría los síntomas de la enfermedad en una persona sana. Aun cuando esta práctica terapéutica pueda carecer de todo crédito para la mayoría de médicos occidentales, un gran número de terapeutas europeos y americanos sigue considerando la homeopatía como un tratamiento eficaz para muchas enfermedades. Incluso el médico de la reina Isabel y la familia real de Gran Bretaña es un homeópata.

¿Qué es la homeopatía? La homeopatía llegó a ser una de las especialidades médicas más utilizadas en Estados Unidos. A finales del siglo XIX y principios del XX, en gran parte de los hospitales de todo el país se practicaba la homeopatía. Pocas personas saben que el movimiento incipiente a favor de la homeopatía fue una de las fuerzas que impulsaron la creación de la Asociación Médica Americana (AMA). Los médicos no homeópatas o alópatas, que utilizaban los medicamentos y la cirugía como únicas herramientas de tratamiento, opinaron que se había producido una intrusión por parte de los homeópatas en lo que consideraban su «territorio económico». Al desatarse la batalla económica en la profesión médica hacia mediados del siglo XIX, los alópatas fundaron la AMA un año o dos después de la creación de la Asociación Homeopática Americana (AHA), su principal rival. La presión política ejercida por los doctores en medicina para combatir la homeopatía en aquel siglo fue tan enérgica que uno de los primeros estatutos de la AMA incluyó un artículo por el que se prohibía la fraternización directa con los homeópatas o el uso médico de remedios homeopáticos. Poco a poco la filosofía alópata se convirtió en la opción dominante en el ámbito de la salud en Estados Unidos. La homeopatía perdió seguidores y su base de poder.

La homeopatía es un sistema de curación que tiene sus propias reglas y principios, uno de los cuales es el que acabamos de exponer, el concepto de que lo similar cura lo similar. En cierto modo, este principio sería análogo a tratar una mordedura de perro mediante la «inyección de pelo del perro causante de la mordedura». La práctica de la homeopatía guarda ciertas similitudes con el método médico de las vacunas contra diferentes agentes patógenos.

En una vacuna corriente, se administran pequeñas cantidades de un virus debilitado, a fin de que el organismo cree los anticuerpos que le protegerán de ese virus en el futuro. Se crea así una inmunidad a ese virus. De modo similar, la terapia de desensibilización de una alergia, en la que se administra una dilución de los alérgenos causantes del trastorno por vía intramuscular, también sigue el principio homeopático de que «lo similar cura lo similar».

Cuando Hahnemann se percató del potencial de este principio curativo, se propuso identificar las sustancias naturales que podían ser útiles para tratar determinadas enfermedades. Para ello, determinó de modo meticuloso los efectos secundarios tóxicos de cientos de sustancias de la naturaleza. Hahnemann basó este método prescriptivo en su experiencia con la corteza de quina y la enfermedad de la malaria. Le había impresionado el hecho de que la quina, el remedio con el que se trataba la malaria por aquel entonces, produjera las mismas fiebres intermitentes observadas en la enfermedad cuando se administraba a una persona sana. Mediante este razonamiento, Hahnemann estableció que los efectos secundarios producidos en una persona sana después de ingerir una sustancia medicinal específica podrían proporcionar una serie de pautas prescriptivas en relación con las propiedades y aplicaciones de aquella sustancia.

Para llevar a cabo su investigación, Hahnemann contó con la colaboración de estudiantes de medicina, quienes ingerían primero una gran cantidad de una sustancia medicinal en concreto y después documentaban minuciosamente sus reacciones físicas, emocionales y mentales a cada sustancia en diarios que luego se comparaban a fin de identificar posibles puntos en común. El procedimiento de recogida de datos sobre los efectos secundarios para determinar las indicaciones médicas de un remedio recibe a veces el nombre de «experimentación» de fármacos homeopáticos. Durante este proceso, los síntomas que la mayoría de los sujetos, sometidos a un determinado medicamento experimentan con mayor intensidad y grado de coincidencia se consideran como los síntomas clave o fundamentales de ese fármaco, que se ha administrado en forma muy diluida. Estos síntomas se interpretaban como indicaciones útiles para prescribir un determinado remedio homeopático. Por ejemplo, encontrarse cerca de cebollas recién cortadas suele provocar la irritación inmediata de los ojos, lo que suele traducirse en abundante lagrimeo y secreción nasal. Ahora bien, si a un homeópata se le presenta un paciente con los primeros síntomas de un resfriado, como congestión nasal y unos ojos irritados, el terapeuta le prescribirá *Allium cepa*, un remedio homeopático elaborado con cebolla. *Allium cepa* constituye un claro ejemplo de lo que significa curar una enfermedad con un remedio homeopático fabricado con una sustancia de la naturaleza que reproduce los síntomas principales de la enfermedad. A fin de describir los diferentes usos de los diversos remedios, los homeópatas suelen indicar a sus alumnos el aspecto que tendría un paciente con todos los síntomas o las indicaciones de un determinado remedio.

El «cuadro farmacológico homeopático», como se suele denominar, representa el estado global de un individuo que acusa todos los síntomas producidos por una sustancia medicinal, es decir, toda la lista de efectos secundarios tóxicos asociados con la ingesta de una gran cantidad de la sustancia cruda. Antes de que se alarme, tenga en cuenta que en homeopatía tan sólo se utilizan con fines terapéuticos cantidades infinitesimales de la sustancia medicinal original, evitando así que se produzcan efectos secundarios. A fin de tratar una enfermedad, el homeópata busca en prontuarios homeopáticos un remedio con el cuadro farmacológico que se corresponda con la totalidad de síntomas experimentados por el paciente. Si se elige el remedio adecuado, el paciente suele curarse de la enfermedad. Pero si no se acierta en la elección del medicamento homeopático, no sucede nada, y la enfermedad continúa su curso.

La curación sólo se produce si el conjunto de síntomas del paciente coincide exactamente con el cuadro farmacológico homeopático del remedio prescrito. Si bien Hahnemann solía utilizar concentrados de sustancias medicinales durante la experimentación inicial de los medicamentos homeopáticos en los estudiantes de medicina, los remedios homeopáticos de aquella época, al igual que en la actualidad, se preparaban a partir de altas diluciones de las mismas sustancias medicinales. La mayoría de remedios homeopáticos se hallan tan diluidos que raramente contienen algo más que unas pocas moléculas del principio curativo. Esta es la paradoja de la homeopatía que resulta tan incomprensible y frustrante para la mayoría de médicos lógicos formados en Occidente. La idea de que unos remedios extremadamente diluidos puedan producir unos fuertes efectos curativos parece carecer de todo sentido desde un punto de vista newtoniano. Los médicos occidentales esperan unos efectos más fuertes de unas dosis más altas y no más bajas. Aun así, cada vez son más los estudios de laboratorio y clínicos que validan la eficacia clínica de los remedios homeopáticos. El extraordinario método homeopático de la dilución progresiva transforma una sustancia potencialmente tóxica desde el punto de vista de la medicina mecanicista en un remedio vibracional de tipo energético. El mecanismo específico que explica la eficacia de las concentraciones diluidas de hierbas y otras sustancias curativas sigue siendo un misterio y objeto de continuos debates y especulaciones en varios círculos médicos y científicos. No obstante, sí que parece que se produce un fenómeno especial en las técnicas de preparación homeopática como para que logren transferir un modelo curativo o un aspecto vibracional de la planta medicinal al agua que se utilizará para elaborar los remedios altamente diluidos.

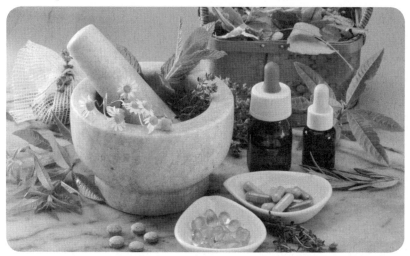

Los remedios se preparan, por lo general, mediante una técnica especial denominada dinamización y potenciación. La dinamización se refiere al proceso de agitación enérgica de un remedio homeopático diluido en solución. Al utilizar una sustancia herbal para preparar un remedio homeopático típico, se formula una solución concentrada de alcohol, hierbas y agua, y se mezcla para formar una «tintura madre».

A partir de esta tintura madre, se añade 1 gota de la solución del extracto herbal a 99 gotas de agua y se agita la mezcla enérgicamente. Según el método tradicional de preparación, el terapeuta sacudía el tubo de la solución herméticamente cerrado contra la palma varias veces. Esta técnica consistente en agitar, sacudir y golpear un vial cerrado de la dilución homeopática repetidamente contra una superficie dura es fundamental en el proceso de preparación.

En la actualidad, los laboratorios farmacéuticos homeopáticos han desarrollado equipamiento mecánico que permite duplicar este largo proceso. Una vez se ha agitado una dilución del extracto herbal en una concentración de 1 a 99 partes, se añade de nuevo 1 gota de esa solución a otras 99 gotas de agua y se repite de nuevo el proceso de dinamización. En el lenguaje homeopático, una dilución de 1 por 100 partes se denomina «de potencia 1 CH», donde CH se refiere a esta proporción centesimal. Cuando se diluye de nuevo esa potencia de 1 CH en una proporción de 1 a 100, la solución tiene una potencia de 2 CH y así sucesivamente. El número de la potencia homeopática se refiere al número de veces que se ha repetido el proceso de dilución de 1 por 100 partes. Así, en un remedio de potencia 100 CH, este proceso de dilución y dinamización se ha repetido 100 veces.

Otra potencia corriente en los remedios homeopáticos, basada en una dilución de 1 por 10 partes o escala decimal, es la que recibe el nombre de potencias DH, como, por ejemplo, potencias 1 DH, 2 DH, 100 DH, etc. La verdadera paradoja del proceso de dilución homeopático es que cuantas más veces se diluya y dinamice un remedio, más potente se considera su efecto. Es decir, un remedio de potencia 100 DH se considera más fuerte que uno de potencia 1 DH; sin embargo, el primero tiene menos probabilidades de presentar siquiera una sola molécula del principio curativo que el segundo, que es más débil. Este proceso de dilución progresiva y dinamización que incrementa la acción de un remedio recibe el nombre de potenciación. Una vez se ha creado una dilución homeopática mediante este proceso, el líquido puede utilizarse para elaborar remedios en distintas presentaciones. La dilución homeopática potenciada puede administrarse directamente al paciente, como líquido bajo la lengua, o con mayor frecuencia, el líquido se añade a gránulos de lactosa, que se recubren del agente homeopático activo. Los gránulos homeopáticos constituyen la presentación más corriente en que se prescriben los remedios. Sin embargo, estos gránulos no se tragan, sino que se colocan bajo la lengua para disolverlos y así obtener el máximo efecto. Asimismo, puede mezclarse una dilución homeopática con una base neutra para elaborar pomadas homeopáticas de aplicación tópica en la piel con el fin de tratar diferentes problemas cutáneos como erupciones, mordeduras, lesiones o irritaciones.

Mecanismos de acción de la homeopatía

El hecho de que la homeopatía la sigan aplicando terapeutas de Estados Unidos y Europa corrobora su eficacia. Un tratamiento basado únicamente en un supuesto efecto placebo no gozaría de esta popularidad durante tantos años si careciera de fundamento.

Se han publicado diferentes estudios que analizan la eficacia de la homeopatía en el tratamiento de diversos trastornos. No obstante, la mayoría de médicos convencionales siguen sin convencerse de su eficacia, debido a que algunos estudios sobre los beneficios terapéuticos de la homeopatía revelan resultados positivos, mientras que otros no. En otras palabras, todavía no existe un consenso general entre los médicos ortodoxos siquiera sobre si la homeopatía surte algún efecto. Siempre que se han difundido estudios que demostraban los efectos beneficiosos de la homeopatía, se ha levantado una gran controversia al respecto. Si damos crédito al menos a algunos de los estudios que revelan un efecto significativo de las altas diluciones y los preparados celulares, debe de haber alguna explicación para los efectos fisiológicos y curativos de la homeopatía.

La razón por la que la homeopatía continúa siendo tan controvertida se halla relacionada con el hecho de que el principio de la dilución en que se basa parece contradecirse abiertamente con la lógica establecida por la física newtoniana que sustenta el tratamiento farmacológico convencional. A fin de comprender esta paradoja aparente, primero deberemos examinar la lógica terapéutica de la dosificación farmacológica que siguen los médicos ortodoxos al prescribir medicamentos convencionales. En la medicina oficial, los fármacos se prescriben a los pacientes en dosis específicas que han demostrado producir efectos terapéuticos positivos en el ser humano con los mínimos efectos secundarios (en teoría, por supuesto). Gran parte de la nueva generación actual de fármacos se diseñan mediante técnicas de ingeniería informática que permiten a los laboratorios farmacéuticos crear medicamentos que interactúan de formas muy específicas con determinados receptores químicos de la superficie de las células de todo el organismo. Así, por ejemplo, en el tratamiento de la hipertensión arterial, los medicamentos que suelen utilizarse se llaman betabloqueantes, alfabloqueantes, bloqueantes de los canales de calcio, etc., ya que impiden la activación de determinadas clases de receptores celulares que regulan las funciones de control de la tensión arterial. Estos receptores celulares actúan como minúsculos interruptores que activan o desactivan ciertos aspectos de la actividad celular normal. Los medicamentos específicos de un receptor tienen como fin acoplarse a los receptores celulares con dos tipos de efectos principales. O bien el medicamento es muy activo y refuerza la actividad celular desencadenada normalmente por el receptor activado o bien impide que el receptor sea activado por sustancias químicas naturales.

La hipertensión y otras enfermedades pueden tratarse mediante medicamentos específicos de determinados receptores. Tomemos el caso del asma para describir cómo actúan estos fármacos. La enfermedad del asma se suele tratar con teofilina. Esta sustancia, muy similar a la cafeína, se une a un receptor celular específico presente en las células musculares que rodean a las ramificaciones de los bronquios conectados con los pulmones. Durante un ataque típico de asma, los músculos de los bronquios se contraen, provocando sibilancias y dificultades para respirar debido a la menor circulación de aire en los pulmones y el consiguiente descenso de los niveles de oxígeno en la sangre. La administración de teofilina en forma de pastillas o de solución por vía intravenosa alivia las crisis de asma, ya que esta sustancia se acopla a un receptor celular de los músculos bronquiales de los pulmones, lo que comporta una relajación de los músculos contraídos, permitiendo una mejor circulación del aire en los pulmones. Por lo general, las dosis de teofilina se calculan en función de la edad y el peso de cada paciente, a fin de administrar un nivel óptimo del medicamento terapéutico, al tiempo que se evitan los efectos secundarios tóxicos que causaría un exceso del fármaco. La teofilina es el ejemplo perfecto de un medicamento con una respuesta lineal a la dosis. Esto significa que cuanto mayor sea la cantidad que se tome, un mayor número de receptores celulares se activarán, puesto que más moléculas del fármaco se habrán unido a ellos. Si, por el contrario, se toma una dosis insuficiente, se activará un limitado de receptores y se producirá una broncodilatación reducida, lo que apenas mitigará el ataque asmático.

Cuando los médicos convencionales tratan de aplicar esta lógica para comprender el uso terapéutico de la homeopatía, surge la confusión y la controversia.

El hecho de que en homeopatía las soluciones más diluidas de los medicamentos produzcan los efectos más potentes parece ir en contra de la teoría de la respuesta lineal a las dosis. En la formación de todo médico en Occidente se enseña que cuanto más alta sea la dosis de un fármaco, más receptores se acoplan al fármaco, por lo que mayor es su efecto. Era cambio, cuanto menor sea la dosis de un medicamento, menor será el número de receptores que se unan al fármaco, y más leve será su efecto fisiológico en el paciente. Este razonamiento analítico y lineal se estrella de pleno al tratar de comprender el principio homeopático, según el cual los remedios homeopáticos de alta potencia surten mayores efectos que los de baja potencia. La paradoja en este caso radica en que es menos probable que los remedios homeopáticos de alta potencia presenten siquiera alguna molécula de la sustancia medicinal original que los remedios de baja potencia, y aun así se considera que sus efectos son más potentes en el paciente. ¿Cómo es posible este fenómeno contradictorio? Si, como se defiende en homeopatía, las altas diluciones potencian realmente los efectos de un remedio medicinal, en ese caso,

¿de dónde procede el efecto curativo? Existe una serie de distintas teorías que explican cómo una solución o un remedio homeopático que no contiene prácticamente ninguna molécula del principio activo puede desencadenar una respuesta curativa dentro del organismo. La clave para comprender la homeopatía consiste en tener en cuenta que se trata en primer lugar de una modalidad curativa no física o energética. La acción de un remedio homeopático no tiene lugar por las mismas vías fisiológicas que activa la administración de los medicamentos convencionales. Un modo de conceptualizar la acción de la homeopatía es considerar de nuevo al ser humano desde la perspectiva multidimensional de la medicina vibracional.

Sabemos que el ser humano es algo más que un simple cuerpo físico. Como se ha apuntado antes, somos sistemas de energía extraordinarios con varios sistemas complejos de control de la energía que ayudan a regular y mantener la salud del cuerpo físico. Una visión del ser humano como sistema de energía considera el cuerpo físico como un sistema con una frecuencia de energía predominante o resonante. Todo lo que exista sobre la faz de la Tierra -ya sea una planta, un animal e incluso una piedra- oscila y vibra en un cierto grado. La frecuencia clave de la vibración de un objeto o un animal es su frecuencia resonante. Los sistemas que vibran u oscilan absorberán la mayor cantidad de energía posible, siempre que la energía se halle disponible en la frecuencia resonante del sistema. Por ejemplo, si tiene dos guitarras afinadas en una sala y puntea la cuerda del Mi de una guitarra, la frecuencia sonora de la cuerda punteada hará que la cuerda del Mi de la otra guitarra vibre también, porque la energía sonora se encuentra en la frecuencia resonante de la otra cuerda de esa misma nota. Otro ejemplo famoso del poderoso efecto de la transferencia de frecuencias resonantes es el anuncio de cintas de Memorex en el que la voz grabada de Ella Fitzgerald rompía una copa de vino en añicos al alcanzar la nota resonante de la copa. En este caso, la cantidad de energía resonante absorbida es tan grande que hace pedazos la copa. El ejemplo de la copa de vino podría considerarse una forma de «resonancia destructiva». En cambio, la homeopatía puede contemplarse como una modalidad terapéutica que actúa según el principio de la «resonancia constructiva», en la que la transferencia de energía resonante cura en lugar de destruir.

Si bien expondré lo siguiente en unos términos muy simplificados, consideremos por un momento que el cuerpo humano tiene su propia frecuencia resonante inherente. Supongamos que un cuerpo sano vibra a 300 ciclos por segundo. La frecuencia de la energía a la que el cuerpo esté vibrando o resonando también es reflejo de su estado actual de salud o enfermedad. En otras palabras, cuando una persona está enferma, la frecuencia resonante de esa persona puede variar de 300 a 350 o incluso a 550 ciclos por segundo, en función de la naturaleza de la patología. Cuando una persona está enferma, el cuerpo hace todo lo que le es posible para eliminar la enfermedad y restablecer un estado de equilibrio.

Por tanto, aun cuando la mayoría crea que una fiebre alta es un síntoma «negativo» causado por los agentes patógenos, lo que hace la alta temperatura del cuerpo en realidad es estimular las células inmunológicas del organismo para que fagociten y destruyan las bacterias u otros invasores microbianos con mayor eficacia. En consecuencia, la fiebre experimentada por una persona enferma es un síntoma «positivo», puesto que es una maniobra estratégica que impulsa al organismo a activar una respuesta curativa a la enfermedad. Desde el punto de vista energético, cuando una persona experimenta algunos tipos de fiebre o sudores, estos síntomas pueden ser un reflejo indirecto de la frecuencia vibratoria a la que está resonando el cuerpo, que podría llamarse la «frecuencia de la enfermedad».

Siguiendo con este ejemplo, supongamos que una persona que presente fiebre y sudores esté vibrando a una frecuencia de 350 ciclos por segundo. En teoría, si una persona pudiera captar más energía de la frecuencia a la que está resonando -por ejemplo, la frecuencia de la enfermedad de 350 ciclos por segundo-, podría obtener la energía de activación necesaria para purgar completamente la toxicidad de la enfermedad del organismo. Al tratar de hacer coincidir los síntomas clave atribuidos a un remedio homeopático específico con los síntomas de un paciente con una enfermedad aguda, lo que el homeópata estará haciendo es identificar un remedio homeopático que tenga la misma frecuencia vibracional que el paciente. Según esta «teoría de resonancia» de la homeopatía, un sistema vibráfono absorberá la máxima energía posible en su frecuencia resonante. Por tanto, sólo si coinciden la frecuencia del paciente enfermo y la del remedio homeopático, se producirá una transferencia de energía resonante al paciente, y se inducirá, de este modo, una respuesta curativa. En el caso del paciente con fiebre y sudores, si el homeópata puede elegir empíricamente un remedio cuya frecuencia resonante sea de 350 ciclos por segundo, la misma que la del enfermo, la coincidencia entre la frecuencia del paciente y la del remedio desencadenará la curación de la enfermedad.

Tan sólo la correcta elección de un determinado remedio hemeopátlco producirá efectos en el paciente. Dado que los remedios homeopáticos se hallan tan diluidos, no se experimentan efectos secundarios si se toma un remedio incorrecto; en este caso, no se produce ningún efecto. Si se elige el remedio adecuado y se cura la enfermedad, ello puede deberse a que el remedio homeopático proporciona una energía sutil al cuerpo en la frecuencia exacta de la energía vital necesaria para favorecer la curación de la enfermedad en cuestión. El proceso de preparación homeopática de la dilución progresiva y la potenciación es capaz de «transferir» las propiedades vibracionales o los patrones de energía vital de la sustancia herbal directamente al agua. A medida que las diluciones (y las potencias) de los remedios son más altas y presentan menos moléculas físicas de la planta en solución, los remedios homeopáticos adquieren una naturaleza menos física y una acción más etérea y propia de la energía sutil. De hecho, los remedios homeopáticos actúan principalmente curando energéticamente las enfermedades en el cuerpo etéreo, el cual reequilibra después el cuerpo físico.

Otra teoría que explica cuáles son los mecanismos de acción de la homeopatía también se halla relacionada con los remedios que proporcionan algún tipo de energía vibracional sutil, pero el mecanismo es diferente desde el punto de vista conceptual.

Según la teoría de la resonancia de la homeopatía, para curar lo único que se requiere es suministrar la frecuencia de la energía que el cuerpo necesita. Pero ¿y si lo que se intercambia entre el remedio y el paciente no es sólo energía que revitaliza el sistema, sino información biológica energética cifrada o «bioinformación» que puede dar instrucciones al cuerpo para asistirle en el proceso de curación? La «teoría de la bioinformación» de la homeopatía considera el cuerpo no sólo como una red de energía biológica, sino también como un complejo sistema de procesamiento de información, una especie de bioordenador que utiliza información cifrada para regular sus subsistemas. Al oír hablar de procesamiento de información en el cuerpo humano, la mayoría pensará en los impulsos eléctricos que se desplazan rápidamente por las células nerviosas del cerebro, así como los que circulan por las vías nerviosas que conectan el cerebro y los sistemas del organismo. Las células nerviosas transmiten un tipo de bioinformación eléctrica que comunica mensajes entre el cerebro y el cuerpo. Estas señales nerviosas bioeléctricas nos ayudan a pensar, desenvolvemos, expresarnos creativamente y, al mismo tiempo, a regular los órganos, los músculos y los sistemas del organismo que nos mantienen con vida. La sangre también transporta otros tipos de señales de bioinformación cifrada en forma de hormonas, péptidos y otras sustancias bioquímicas que llevan mensajes entre el cerebro y los órganos y las glándulas del organismo.

Beneficios de la homeopatía

Los medicamentos homeopáticos pueden ser beneficiosos para un gran número de problemas de salud. No obstante, también cabe tener en cuenta los trastornos que no pueden tratarse con la homeopatía. Los traumatismos graves agudos no se curan de inmediato con esta especialidad terapéutica, si bien los remedios homeopáticos pueden ayudar en el proceso general de curación. Para una fractura ósea, por ejemplo, es necesario realizar una radiografía y recurrir a la escayola, a fin de garantizar que se produzca una soldadura óptima del hueso a medida que el cuerpo cure la fractura. En algunos casos, es necesario implantar clavos o placas para reforzar el posicionamiento correcto de los fragmentos óseos por medio de una operación realizada por un cirujano ortopédico. Pero la utilización de remedios homeopáticos agudos para las contusiones como *Arnica* o *Symphytum* (elaborado a partir de la consuelda) puede ayudar a acelerar el proceso de curación en los tejidos óseos y blandos, reduciendo así el período de escayolado. Las heridas profundas que afecten a músculos, nervios y tendones deberán limpiarse y tratarse quirúrgicamente mediante suturas para cerrarlas.

Por lo general, es mejor dejar los problemas quirúrgicos agudos como una apendicitis o un aneurisma aórtico en manos de un cirujano competente. Los estados que comprometan la vida del paciente como un infarto deberán tratarse en una unidad de cuidados intensivos. Con todo, la homeopatía puede resultar útil para contrarrestar algunos de los efectos físicos y psicológicos posteriores a un infarto que pueden presentarse una vez el paciente ha sido dado de alta. Algunas enfermedades graves como el cáncer no suelen curarse únicamente por medio de remedios homeopáticos y deberían abordarse desde un enfoque multidisciplinar. No obstante, algunos métodos curativos naturales y cambios dietéticos pueden ayudar a aumentar la eficacia de la quimioterapia, la cirugía y la radioterapia convencional. Asimismo, una serie de investigaciones preliminares han demostrado que tomar los fármacos quimioterápicos prescritos para tratar el cáncer en una potencia homeopática de 1 M puede ayudar a reducir los efectos secundarios de estos agentes altamente tóxicos. Además, algunos homeópatas han descubierto que los remedios homeopáticos pueden ayudar a algunos pacientes con cáncer terminal a llevar a cabo una transición más fácil y menos dolorosa. Bajo la tutela de un homeópata experimentado, los remedios homeopáticos pueden utilizarse para tratar diversas enfermedades, en especial aquellas en que la medicina convencional no ha logrado encontrar una solución. Los remedios homeopáticos también pueden aplicarse con éxito en el tratamiento de problemas psicológicos, como la ansiedad, la depresión y en algunos casos incluso la paranoia y la esquizofrenia, si bien estos trastornos graves deberían delegarse en un psiquiatra con formación homeopática.

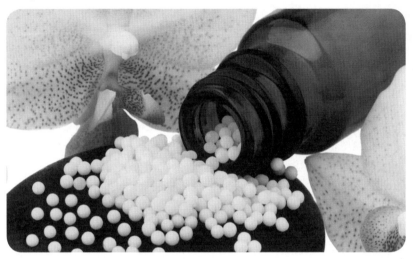

La mayoría de personas pueden utilizar un botiquín homeopático para tratar numerosos problemas agudos comunes, desde simples heridas, diarrea, indigestión hasta náuseas y vómitos; resfriados y ataques de tos hasta síntomas de la fiebre del heno; desde picaduras de insectos hasta quemaduras de sol. A continuación, se relacionan los remedios homeopáticos utilizados con mayor frecuencia y que pueden encontrarse en un botiquín homeopático, junto con las indicaciones específicas para cada remedio. Cuando se indican dos o varios remedio para un problema médico agudo, las modalidades o los factores variables (como el hecho de que un problema mejore al aplicarse calor o frío) suelen ayudar a determinar el tratamiento más apropiado para dicho trastorno.

Remedios homeopáticos para problemas médicos comunes

Aconitum napellus (acónito): Útil para los catarros comunes, la difteria, el dolor de oídos, las lesiones oculares, las fiebres repentinas (especialmente tras verse expuesto a vientos fríos y secos) y la irritación de la vejiga. También puede resultar de ayuda en estados de conmoción, como después de sufrir un accidente, o para contrarrestar la ansiedad preoperatoria ante una intervención quirúrgica o una extracción dental. En el caso de los catarros, el acónito puede ser eficaz en un estadio inicial si el cuadro sintomático incluye estornudos, moqueo con secreciones nasales líquidas e irritantes y enrojecimiento de los ojos con lagrimeo. También puede resultar beneficioso para las crisis violentas de tos seca y ronca asociadas a la ansiedad que irrumpen durante el sueño. Modalidades: El problema mejora al aire libre, al tumbarse sobre el lado afectado, así como escuchando música. En cambio, tiende a agravarse por la noche, en una sala de ambiente cálido, con la exposición a vientos fríos y secos, al estar acostado mucho tiempo o en el caso de lesión ocular.

Aesculus hippocastanum (castaño de Indias): Puede ser de ayuda en el tratamiento de las hemorroides y las varices. Entre los síntomas cabe destacar una sensación de pesadez en diferentes partes del cuerpo (como en el área rectal y las piernas). Los pacientes irritables y depresivos pueden beneficiarse de este remedio. Modalidades: Los síntomas suelen empeorar al andar, moverse, permanecer de pie durante largo rato o después de comer; en cambio, el trastorno mejora al estar al aire libre.

Allium cepa (cebolla): Se utiliza principalmente para los catarros acompañados de abundantes secreciones nasales líquidas e irritantes (a veces con moqueo de una sola ventana nasal), nariz congestionada, inflamación y enrojecimiento del labio superior, embotamiento de la zona frontal de la cabeza, síntomas incipientes de ronquera y dolor ardiente de garganta. Modalidades: Este estado tiende a mejorar al aire libre o en una sala de ambiente frío. Los síntomas se agravan por la tarde y en una estancia cálida. *Allium cepa* también puede resultar de alivio a las personas alérgicas que presenten los mismos síntomas.

Antimonium crudum (estibio negro): Útil para la varicela, la acidez, la flatulencia y la indigestión. Los pacientes con síntomas de fatiga o agotamiento, así como una capa blanca sobre la lengua pueden beneficiarse de este remedio. Es probable que sean irritables, se sientan molestos o malhumorados sin razón aparente y, con frecuencia, no soportan que les toquen o que les miren. Modalidades: Los síntomas se agravan cuando el enfermo se baña en agua fría o permanece un rato en una estancia excesivamente calurosa, así como por la tarde y la noche. Los síntomas suelen mejorar con un baño o al aplicar calor o al aire libre.

Apis mellifica (abeja): Este remedio suele ser útil en caso de picadura de insecto o de abeja, aunque también puede ser de ayuda en el tratamiento de la insolación y los problemas urinarios que van acompañados de dolores al orinar y una disminución de la micción. Los pacientes que pueden beneficiarse de este remedio suelen presentar hinchazón o edema (normalmente en el lugar de la picadura de insecto), así como un enrojecimiento localizado a general de la piel. También es posible que sufran dolores punzantes, comezón, sensación de constricción o de agotamiento general. En el plano emocional, las personas para las que *Apis* puede resultar útil suelen presentar un estado lánguido, apático, triste, quejumbroso, proclives al llanto o bien simplemente tienen dificultades para concentrarse (como en el caso de insolación). Modalidades: Los síntomas empeoran hacia la tarde, en una sala de ambiente excesivamente caluroso y al entrar en contacto con calor, presión o incluso al mínimo roce.

Arnica montana (tabaco de montaña): *Arnica* es un remedio homeopático de primeros auxilios para cualquier tipo de lesión traumática que produzca moratones, inflamación, hinchazón y hemorragia interna. Arnica también puede ser de ayuda para músculos doloridos (como en caso de un ejercicio excesivo). Este remedio suele utilizarse para tratar caídas, golpes, desgarros musculares y torceduras, y se administra asimismo después del parto debido al enorme esfuerzo muscular que se realiza al expulsar el bebé durante el alumbramiento. También se aplica para tratar hemorragias nasales y traumas emocionales agudos. En el plano emocional, el paciente al que este remedio le puede resultar de ayuda negará que se encuentra mal; sin embargo, tendrá el aspecto de estar en un estado de conmoción o de tensión mental evidente. Asimismo, es posible que presente nerviosismo y desee que le dejen a solas. Modalidades: Los pacientes empeoran al mínimo roce, al moverse y en un ambiente húmedo y frío. Notan mejoría al tumbarse o al mantener baja la cabeza. En caso de lesiones agudas, *Arnica* puede tornarse por vía oral en forma de gránulos que se disuelven bajo la lengua o aplicarse como crema en el área lesionada del cuerpo.

Arsenicum album (anhídrido de arsénico): Si bien este remedio se elabora a partir del veneno arsénico, se encuentra en una forma homeopática potenciada, que raramente contiene alguna molécula original de esta sustancia tóxica. Se ha demostrado su valor terapéutico para tratar el asma nocturno, la diarrea (después de comer o beber), la gripe, los dolores ardientes de garganta, los vómitos asociados a las náuseas y el ardor de estómago. Los pacientes que pueden beneficiarse de *Arsenicum* tienden a ser inquietos, frioleros, sentirse extremadamente débiles y con necesidad de tomar sorbos de líquido constantemente. En el plano emocional, los pacientes que se beneficiarían tomando *Arsenicum* son ansiosos, intranquilos e irriitables, y es posible que experimenten miedo a sentirse solos, así como temor a la muerte. Modalidades: Los síntomas suelen empeorar de noche, cuando el paciente está solo, toma bebidas frías o consume comida rápida y abusa del alcohol. Los síntomas pueden experimentar una mejoría con el calor o elevando la cabeza.

Belladonna (belladona): Belladona puede ser útil para el tratamiento de espasmos abdominales, furúnculos, abscesos, fiebres altas repentinas, dolor de oídos (especialmente si aparece en el lado derecho), orzuelo y conjuntivitis catarral, cefaleas palpitantes, dolores de garganta y odontalgias (en el lado derecho). En el plano emocional, es posible que el enfermo al que le resultaría de ayuda tomar belladona tenga pesadillas y tienda a ser una persona excitable, violenta e incluso sufra delirios (como en el caso de fiebres altas). Durante una fiebre típica, los pacientes pueden presentar enrojecimiento de la cara, una piel ardiente y seca, así como manos y pies fríos. Los dolores de cabeza característicos suelen ir acompañados de congestión de la cabeza, que empeora al echarse, e incluso de pupilas dilatadas. Modalidades: Los síntomas se agravan bajo el efecto del mido, los roces, las luces cegadoras, las sacudidas, las comentes y la posición tumbada. En cambio, mejoran con el calor o cuando el paciente se encuentra de pie.

Bryonia alba (brionia): Brionia puede resultar de ayuda en los dolores de estómago (cuando el estómago es muy sensible al tacto o también concurren los vómitos de bilis), estreñimiento (con heces secas y duras), catarros que se desplazan de la cabeza al pecho, tos seca y dolorosa que produce malestar en el estómago, gripe (acompañada de malestar general, dolores punzantes y una sensación de desmayo al levantarse), dolores articulares (cuando las articulaciones presentan hinchazón, enrojecimiento, ardor y una piel brillante) y dolores de cabeza (a veces muy agudos, que empeoran al inclinarse, con la tos y por la tarde). Modalidades. Los síntomas empeoran al esforzarse, al mínimo roce, un tiempo o un ambiente caluroso, la falta de ejercicio, los ruidos y la luz. Mejoran con el reposo, el aire fresco, las envolturas, o al acostarse el paciente sobre el lado afectado.

Cantharis (cantárida): Puede ser de ayuda para las quemaduras de sol o por agua hirviendo (que mejora con una envoltura fría), el escozor (acompañado de hinchazón, inflamación y ardor), irritación de la vejiga (sensación de ardor y dolores al orinar, a veces con presencia de sangre), esofagitis por reflujo (asociada con ardor en el estómago y el esófago) y abundantes hemorragias por cualquier orificio. En el plano emocional, los pacientes en los que está indicado *Cantharis* suelen ser ansiosos, intranquilos, propensos al llanto, coléricos y a veces se ven asaltados por un estado de desea sexual. Modalidades: Los síntomas empeoran al roce, después de que el paciente haya tomado café o agua fría y con la micción. Mejoran con un suave masaje y la aplicación de compresas frías en el área afectada del cuerpo.

Carbo vegetabilis (carbón vegetal): Este remedio es de gran ayuda en caso de indigestión (con hinchazón abdominal y retortijones), acidez (con reflujos de sabor agrio), flatulencia, hemorroides y tos espasmódica y sibilante (a veces acompañada de vómito, de mucosidad, así como una ronquera no dolorosa). Los pacientes que podrían beneficiarse de *Carbo vegetabilis* suelen ser indolentes, tener las manos y los pies helados y frágiles y acusar sensación de ardor. Las hemorroides tratadas con este remedio tiendes den a producir hemorragias de sangre oscura. En el plano emocional, estos pacientes suelen ser perezosos o de reacción lenta e incluso mostrar temor a la oscuridad. Modalidades: Los síntomas suelen agravarse con un tiempo cálido y húmedo, por la noche, cuando el paciente ha comido alimentos grasos o ha tomado café o vino y después de permanecer un rato acostado. En cambio, pueden aliviarse eructando, al exponerse a un ventilador, en un ambiento fresco y después de beber leche.

Ferrum phosphoricum (fosfato ferroso): Puede servir para catarros sin complicaciones, en un estadio inicial de una fiebre (de desarrollo gradual, asociada con palidez, inquietud y un pulso débil y rápido), dolores de cabeza (palpitantes, con la cabeza sensible al roce, a veces debido a una exposición excesiva al sol), hemorragias nasales (con sangre abundante y brillante que se coagula rápidamente), dolores de oídos (palpitantes y con la sensación de que están golpeando el oído), hemorragias (de cualquier orificio), tos (especialmente brusca, cosquilleante o bien seca y ronca, asociada con dolores en el pecho) e insomnio (acompañado de desasosiego y ansiedad). En el plano emocional, los pacientes en los que está indicado este remedio suelen ser nerviosos, susceptibles u olvidadizos. Muchos tienen problemas de concentración, un sueño intranquilo y a menudo desean estar solos. Modalidades: Los síntomas suelen empeorar de noche (especialmente de 4 a 6 de la madrugada), al aire libre, en ambientes fríos, al experimentar sacudidas o al moverse, y suelen presentarse en el lado derecho del cuerpo (molestias en el pecho en lado derecho y hemorragias de la ventana nasal derecha). Estos suelen mejorar con la aplicación de compresas frías.

Gelsemium (jazmín amarillo): Este remedio puede ser útil para catarros de verano (acompañados de estornudos y abundantes secreciones nasales con sensación de ardor), gripes (caracterizada por un agotamiento extremo, músculos doloridos, escalofríos en la espalda, falta de sed, insomnio y pesadez en los brazos, las piernas, los ojos y la cabeza), agotamiento debido al calor (asociado a dolores de cabeza localizados y pesadez de párpados), dolor de garganta(con las amígdalas rojas e inflamadas, dolor de oídos y molestias al tragar), mareos (acompañados de una sensación de desmayo, visión borrosa y problemas de equilibrio) y ansiedad (asociada con temblores, debilidad o diarrea, especialmente antes de la visita al dentista o de una operación quirúrgica). En el plano emocional, es posible que los enfermos a los que se aconseja este remedio sean apáticos, torpes, indiferentes o simplemente deseen que se les deje a solas. Asimismo, les puede afectar experimentar miedo, temor o recibir noticias importantes. Modalidades: Los síntomas se agravan con las emociones, la intensa actividad mental, la obsesión por su dolencia, el tabaco y un tiempo húmedo. Mejoran al aire libre, al inclinarse hacia delante o simplemente moviéndose.

Hypericum (hierba de San Juan): Un remedio excelente para lesiones nerviosas, especialmente en los dedos de las manos y los pies o lesiones del coxis. Puede ser de ayuda para cualquier tipo de problema nervioso acompañado de insensibilidad, hormigueo, sensación de ardor o dolores punzantes. También es útil para tratar cualquier clase de herida, en especial durante el período postoperatorio. Alivia asimismo en caso de caída, contusiones o golpes. También es beneficioso después de una extracción dental para prevenir el doloroso síndrome del alvéolo seco) o de una endodoncia. Se utiliza para tratar el dolor ocasionado al clavarse una astilla, la picadura de una abeja, cortes algo profundos, mordeduras y quemaduras. En el plano emocional es posible que la persona que puede beneficiarse de este remedio tienda a la tristeza, la melancolía, sufra secuelas después de una conmoción y en algunos casos tenga vértigo. (Con respecto a su uso en el tratamiento de trastornos dolorosos asociados con la tristeza, es interesante observar que la hierba a partir de la que se elabora *Hypericum*, la hierba de San Juan, está obteniendo cada vez mayor aceptación como terapia herbal para la depresión.) Modalidades: Los síntomas pueden empeorar al roce, un ambiente húmedo y frío o en una sala cerrada. Es posible que mejoren inclinando la cabeza hacia atrás.

Ignatia (haba de San Ignacio): Este es un remedio homeopático magnífico para tratar las secuelas emocionales en caso de aflicción y pérdida, estados caracterizados por la pesadumbre, la tristeza, el desconsuelo, la irritabilidad, la inestabilidad emocional, los cambios rápidos de humor, la histeria, el sueño intranquilo con desvelo continuo, los dolores de cabeza agudos al inclinarse y una hipersensibilidad general a los estímulos. En el plano emocional, los pacientes que podrían beneficiarse de *Ignatia* suelen presentar sollozos incontrolables, suspiros frecuentes, ansiedad y una excitabilidad extrema. Es posible que acusen un agotamiento mental y físico. Modalidades: El dolor de cabeza característico en este caso suele agravarse por el humo de cigarrillos o puros. El resto de síntomas puede empeorar por la mañana, después de tomar café, con el calor o al aire libre. Por lo general, mejoran después de comer o de cambiar de postura.

Ipeca (ipecacuanha): Este remedio homeopático se utiliza para tratar las náuseas persistentes (que no se alivian con los vómitos), los mareos característicos de los primeros meses de embarazo, los vómitos (de mucosidad viscosa y blanca) y gastroenteritis. (Este remedio ilustra a la perfección el principio homeopático de tratar con una sustancia que reproduce los síntomas del paciente en una persona sana. En este caso, este remedio potenciado se utiliza para tratar trastornos asociados con náuseas. La *Ipeca* es un medicamento que se administra de rutina para provocar las náuseas y los vómitos, sobre todo en caso de intoxicación. Cuando se administra como remedio homeopático, alivia estos mismos síntomas. *Ipeca* también puede ser útil para paliar las hemorragias nasales (con sangre roja y brillante), las hemorragias dentales abundantes, la ronquera (después de un catarro), la tos violenta y recurrente, las crisis de asma (repentinas y asociadas con una respiración sibilante, sofocos, opresión en el pecho y la imposibilidad de respirar en posición tumbada), los dolores abdominales (punzantes, especialmente cerca del ombligo), así como la diarrea (con heces verdes y espasmos abdominales). En el plano emocional, el paciente en que está indicado este remedio suele mostrarse irritable. Modalidades: Los síntomas pueden empeorar de forma periódica, tras permanecer acostado o después de moverse o realizar ejercicio.

Ledum (romero silvestre): Este es un buen remedio para las caídas, los golpes (en especial para los ojos amoratados debido a un golpe), las contusiones (con decoloración cutánea prolongada), las picaduras de insectos, las torceduras (sobre todo del pie y el tobillo), pero principalmente para las heridas al pincharse. Entre los posibles síntomas que pueden concurrir se encuentran la hinchazón de la cara o los brazos y las piernas. *Ledum* también puede ser de ayuda para el tratamiento de dolores que acompañan la gota en el dedo gordo del pie, los dolores artríticos en los tobillos hinchados, el reumatismo asociado a dolores en la planta del pie, así como molestias punzantes en las pequeñas articulaciones de las manos y los pies. Modalidades: Los síntomas pueden empeorar de noche o con el calor de la cama. Suelen mejorar con envolturas frías o en agua fría (como suele hacerse con los pies doloridos).

Magnesia phosphorica (fosfato de magnesio): Este remedio puede ser de ayuda para tratar los dolores abdominales (en especial de tipo espasmódico, agudos y punzantes que mejoran al caminar), los espasmos musculares (como los calambres en las piernas o el calambre del escribiente), los calambres menstruales (que mejoran al comenzar el flujo menstrual y los cólicos en los niños. Desde un punto de vista emocional y mental, los pacientes que se beneficiarían de este remedio suelen mostrar una incapacidad para pensar con claridad, se quejan constantemente de sus dolores o sufren de insomnio debido a sus frecuentes indigestiones. Modalidades: Con frecuencia, los síntomas suelen ser más acusados en el lado derecho del cuerpo o por la noche y pueden empeorar al roce, con la exposición al aire frío o al bañarse en agua fría. Estos mejoran con los masajes y la aplicación de calor (como con una bolsa de agua caliente para aliviar los calambres del estómago o en las piernas).

Mercurius vivus (mercurio): Este remedio puede aplicarse en el tratamiento de dolores de oídos, catarros y sinusitis (caracterizados por una sensación de frío, estornudos, abundantes secreciones nasales líquidas o verdosas), dolores de garganta (asociados con molestias de oído, hinchazón de las glándulas del cuello, abundante salivación y ardor en la garganta, síntomas que suelen ser más pronunciados en el lado derecho), odontalgias (en especial dolores palpitantes o punzantes que irradian hacia la cara o los oídos) y la enfermedad periodontal (con posible inflamación de las encías y sensación de inestabilidad de los dientes). Este remedio también es útil para tratar furúnculos, diarrea (acompañada de heces viscosas o con presencia de sangre), infecciones vaginales (con flujo maloliente), así como imitación de la vejiga (asociada con incontinencia urinara y micción dolorosa, a menudo con una sensación de ardor al comenzar a orinar). Desde el punto de vista emocional y mental, los pacientes a los que se recomienda *Mercurius vivus* suelen mostrar irritabilidad, desconfianza, hastío general y una actividad mental caracterizada por una memoria débil y la lentitud al responder a las preguntas. Modalidades: Los síntomas suelen empeorar de noche, con el calor de la cama, en un tiempo húmedo y durante la transpiración. Mejoran con el reposo.

Nux vómica (nuez vómica): Este remedio sirve de ayuda en el tratamiento de una serie de trastornos digestivos, que van desde la acidez, la hinchazón abdominal (después de comer), los reflujos de sabor agrio y ácido, la alternación de estreñimiento y diarrea, las molestias por tomar alimentos ricos en grasas, café o alcohol (un buen remedio para la resaca, en especial para los dolores de cabeza característicos de este estado y que van acompañados de molestias de estómago como consecuencia de una comida copiosa). Este remedio también es útil para tratar las hemorroides (en especial cuando se asocia a picores y se alivia con baños de agua fría), los catarros en su etapa inicial (acompañados de ataques de estornudos y secreción nasal durante el día), las crisis de asma (a menudo, a continuación de molestias de estómago y acompañadas de frecuentes eructos y una sensación de respiración opresiva e insuficiente). *Nux vo-*

mica también puede aliviar la tos, seca, acompañada de dolores de garganta y de pecho, así como de crisis que acaban en arcadas. En el plano emocional, las personas a las que se recomienda este remedio suelen ser irritables, hoscas y no soportan el contacto. Modalidades: Los síntomas se agravan a menudo con las comidas picantes, los estimulantes, por la mañana (en especial cuando se tiene resaca) y después de comer en general. Los síntomas suelen mejorar después de una siesta, por la tarde y con el tiempo húmedo.

Rhus toxicodendron (zumaque venenoso): Este es un remedio excelente para la ciática (con dolores agudos que descienden por la pierna), los espasmos en la espalda, las torceduras, los dolores articulares (que se alivian con el movimiento y el ejercicio), tortícolis, así como caídas, golpes y contusiones. *Rhus tox* también resulta de ayuda en el tratamiento de trastornos que van acompañados de irritación cutánea (como urticaria, dermatitis, varicela, herpes o cualquier otra alteración cutánea asociada a comezón, enrojecimiento de la piel y desasosiego físico y mental). Este remedio puede aportar alivio asimismo en una gripe (acompañada de dolores en los huesos e inquietud), una tos seca (irritante, seca y nocturna, asociada generalmente con escalofríos) y al herpes después de una gripe o un catarro. En el plano emocional, es posible que el paciente al que se recomienda este remedio muestre tristeza, apatía, una gran inquietud (con constantes cambios de postura del cuerpo) y sentimientos desproporcionados de temor por la noche. Modalidades: Los síntomas empeoran con un tiempo frío, húmedo o lluvioso, durante el sueño y al comenzar a moverse. Pueden mejorar con la aplicación de calor, el cambio de postura, el ejercicio continuado, los masajes en el área afectada, las caminatas y el estiramiento de las extremidades.

Ruta graveolens (ruda fétida): Este es otro remedio homeopático óptimo para la ciática (caracterizada por dolores de espalda que irradian hacia las caderas y las piernas, que suelen empeorar por la noche cuando el paciente está acostado), los dolores de espalda (con un dolor profundo o sensación de contusión en la región lumbar, que se alivia con un masaje o en posición tumbada), las torceduras y las contracturas musculares, el codo del tenista y problemas generales que afecten a los músculos, los tendones, las articulaciones y los huesos. Este remedio incluso puede favorecer la recesión y disolución de quistes en los ganglios. También puede ser de ayuda para las lesiones oculares y la vista fatigada (con enrojecimiento, ardor y presión en los ojos o encima de las cejas). Los dolores de cabeza causados por este malestar (con una sensación de pesadez en la frente) también responden positivamente al tratamiento con Ruta. Asimismo, alivia los dolores de la alveolitis que se produce después de una extracción dental. En el plano emocional, el paciente que se beneficiaría de tomar este remedio puede ser agresivo, irritable, inquieto, ansioso o incluso triste. Modalidades: Los síntomas pueden exacerbarse mientras se está tumbado, al realizar un esfuerzo excesivo, permanecer sentado, en reposo y con un tiempo frío y húmedo. Mejoran en posición recostada sobre la espalda, al moverse y las aplicaciones de calor.

Sulphur (azufre): *Sulphur* es un remedio homeopático importante para alteraciones cutáneas acompañadas de erupciones y comezón (como en la varicela), sequedad y ardor (que empeora con los picores y al bañarse). Por lo general, las personas a las que este remedio podría servir de ayuda presentan un sudor maloliente. Los eccemas con síntomas como sequedad, escamas y prurito pueden responder bien a *Sulphur*. El orzuelo y la conjuntivitis catarral que cursan ardor y picores en los párpados (en especial, en los párpados con inflamación crónica) también pueden aliviarse con este remedio. Asimismo, puede ser de ayuda para la gastroenteritis y otros problemas digestivos (en personas que tienden a beber, sobre todo alcohol y bebidas frías, en mayor cantidad de lo que comen, y cuya dieta suele restringirse a dulces, productos grasos y carne). Otros problemas para los que este remedio puede ser eficaz son las hemorroides (acompañadas de ardor y picores), la diarrea (en especial por la mañana, a menudo alternándose con el estreñimiento), el estreñimiento (asociado con heces secas, duras, grandes y dolorosas o molestias debidas a fisuras anales) y las náuseas en mujeres embarazadas. En el plano emocional, los pacientes a los que se aconseja tomar *Sulphur* pueden ser irritables, depresivos, egoístas y parecen ocupados todo el tiempo. Desde el punto de vista mental, pueden ser olvidadizos o tener dificultades para concentrarse o pensar con claridad. Modalidades: Los síntomasempeoran al bañarse, con el calor de la cama, al sudar o encontrarse en un ambiente húmedo y por la mañana en torno a las 11. Mejoran al aire libre, con un tiempo cálido y seco y al permanecer de pie o acostado sobre el costado derecho.

Si bien esta relación de remedios homeopáticos comunes es bastante amplia, no es en absoluto exhaustiva. La mayoría de botiquines homeopáticos contendrán estos remedios en una baja potencia (de 12 DH a 30 DH o 30 CH). Para los trastornos agudos que se mencionan, el paciente deberá disolver de tres a cuatro gránulos bajo la lengua cada tres a seis horas hastaobtener un alivio.

La homeopatía es una de las terapias más comunes de la medicina vibracional que existen hoy en día. Puede resultar de gran ayuda disponer de un botiquín homeopático y experimentar de forma moderada en el tratamiento de enfermedades que puedan tener amigos y familiares, como catarros, tos, dolores y torceduras, a fin de convencerse de la eficacia de estos remedios. Una vez haya tenido experiencias positivas, ya sea al aliviar el dolor de un golpe en el dedo gordo del pie después de tomar *Arnica* o al eliminar unas molestias abdominales después de ingerir *Carbo vegetabilis*, se persuadirá del poder curativo vibracional de los remedios homeopáticos. Asimismo, es posible que la homeopatía proporcione alivio en enfermedades para las que la medicina moderna aún no ha encontrado una solución. Mientras que la medicina convencional todavía no dispone de ningún medicamento para el catarro común (salvo para aliviar sus síntomas de modo selectivo), la homeopatía ofrece una serie de remedios para este problema, si bien es necesario determinar el remedio más apropiado para el cuadro sintomático propio de cada persona a fin de obtener los máximos resultados.

La terapia vibracional del color

El color es una experiencia maravillosa. Alegran la vida y nos influyen a numerosos niveles. Cada color tiene capacidad para afectarnos en lo físico, lo emocional, lo mental y lo espiritual. Hay colores calientes y colores fríos, como también los hay sedantes y estimulantes. En las descripciones de la divinidad o de entidades espirituales se habla muchas veces de una luz. Quiere esto decir que, en fin de cuentas, es a través del sentido de la vista como se experimenta y traduce la luz espiritual que nos rodea y nos penetra. Y también los colores se experimentan por medio de la vista para la mayoría de las personas, aunque algunas «sienten» los colores más dinámicamente e incluso no falta quien «oye» es as expresiones sutiles de la luz a las cuales llamamos colores. En cualquier caso, gracias a los colores somos capaces de conocer la maravilla de la luz.

Los colores afectan a todos, y muchas veces en sentidos no tan evidentes. El color se halla íntimamente relacionado con todos los aspectos de la vida (en especial los visuales, obviamente), como lo revelan muchos giros, frases hechas y tradiciones culturales. Y también con la salud. Empleamos símiles cromáticos para describir estados, emociones, actitudes y experiencias espirituales; así decimos que alguien se puso «rojo» de ira, o «morado» de comer gambas, o «amarillo» de envidia, o lo pusieron «verde» o, dijeron de él que era un tipo «gris».

Como puede verse, tratándose de colores no hay indiferencia. A cada uno de nosotros, ciertos colores le gustan más que otros, y algunos no le gustan ni pizca. Cuando nos acostamos a lo mejor elegimos las prendas que vestiremos el día siguiente, y por la mañana las desechamos porque nos parecen incómodas o consideramos que no nos quedan bien. ¿Has reparado en ello alguna vez, y te has preguntado el porqué? Según la interpretación más común, elegimos las ropas de los colores que nos parecen más ajustados a la ocasión. Si elegimos las prendas la noche anterior, escogeremos instintivamente las que nos sentarían mejor a esa hora. Pero cuando nos levantamos después de dormir toda la noche, el sistema energético ha cambiado. Estamos más descansados y equilibrados; en esa nueva condición, los colores que seleccionamos ayer ya no nos agradan; en realidad nos atraen los colores que necesitamos; por lo general es una reacción instintiva, pero practicando con asiduidad podemos llegar a cobrar conciencia de los efectos del color, así psicológicos como espirituales. ¿Cuántas veces nos habrán dicho que tal o cual color nos sienta bien, o habremos dicho lo mismo nosotros a otras personas? Esto refleja una sensibilidad al color, aunque normalmente no hagamos mucho caso o no veamos en ella nada de particular.

En determinadas épocas de nuestra vida, la preferencia hacia determinado colores se refleja en nuestro guardarropa. También varían según las distintas estaciones del año. A lo que parece, todos sabemos por intuición qué colores nos convienen y cuándo. Sucede así porque cada uno de nosotros tiene su propio sistema energético, y la energía circula a través de este con arreglo a unos ciclos también exclusivos de cada persona. Por eso es aconsejable no obedecer ciegamente a los dictados de la moda y hacerse con un estilo propio en muchos aspectos. Así, cuando hayamos estudiado y llegado a conocer los efectos físicos y metafísicos de los colores, entenderemos mejor qué pautas estamos manifestando a través de dicho estilo; en ellas está contenida una buena parte de las claves de nuestra vida.

Algunas personas, por ejemplo, prefieren para el otoño los colores otoñales (siena, castaño y otros tonos oscuros) y para la primavera los primaverales (pastel y demás tonos claros), sin apartarse nunca de esa regla, aunque ocasionalmente les gustaría vestir algo más alegre incluso en otoño. La estrategia mercadotécnica suele promover la idea de que no se viste de oscuro en primavera y verano, salvo circunstancias excepcionales. Si alguien reclamase una explicación racional, seguramente le dirían que los colores oscuros son térmicamente aislantes y que por ello, las prendas oscuras dan demasiado calor para llevarlas durante las estaciones calurosas. Sin embargo, podría suceder que nos fuese beneficioso ponernos ropa oscura aunque nos hallemos en primavera o en verano; quizá necesitamos esa energía añadida para tomar fundamento, para aislarnos e incluso para infundirnos una sensación de tranquilidad en medio de la actividad frenética que hoy parece inseparable del «ocio» (véanse más adelante, en este capítulo, las características que damos acerca del color negro). ¿Es posible utilizar el color para modificar nuestro estado físico, emocional, mental y espiritual? Lo es, en efecto. Por tanto, nos conviene prestar atención a nuestras reacciones en relación con los colores. Empieza por plantearte algunas preguntas sencillas.

- ¿Cuál es tu color favorito?
- ¿Cómo te sientes cuando vistes de ese color, a diferencia de lo que sucede con otros?
- ¿Qué colores te llaman más la atención?
- ¿Qué colores no te pondrías bajo ningún concepto?
- ¿Qué colores te desagradan conscientemente?

Podrías llevar un diario, por ejemplo durante un mes, y seguramente sacarías varias conclusiones interesantes. Anota todos los días los colores que te has puesto, y relaciona al lado una valoración de las actividades de ese día. Procura llevar los mismos colores al menos dos o tres veces dentro de ese mes; transcurrido ese período, compara el desarrollo de esas jornadas. ¿Hemos sido más productivos en determinadas fechas? ¿Más activos y enérgicos, o por el contrario, nos hemos sentido deprimidos? ¿Qué colores lucíamos en esas fechas? ¿Cuáles preferimos en líneas generales y con mayor asiduidad?

Emprende luego el estudio de las cualidades de la luz y del color. Examina sus aspectos más esotéricos, todo ello a fin de llegar a comprender qué te atrae hacia ciertos colores o por qué los prefieres para vestir. Cuanto mejor entiendas la luz y el color, empezarás a captar los efectos sutiles de ambos en tantos aspectos de tu vida como son la indumentaria que usas, la decoración de tu despacho, el coche que conduces, y muchos más.

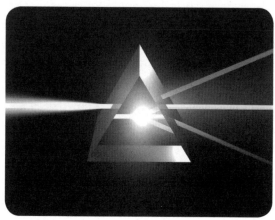

Recuerda que el color es una propiedad de la luz. Cuando esta se descompone en sus diferentes longitudes de onda o frecuencias, tenemos los distintos colores. Como cuando un rayo de sol incide sobre un prisma de cristal: al atravesarlo la luz, esta se descompone en distintas frecuencias vibratorias y vemos un efecto irisado en el lado opuesto del prisma. Pero incluso estos colores del arco iris no son más que una pequeña parte del espectro lumínico.

Hay infinidad de matices, y cada uno posee sus características propias y diferentes. Decimos que cada color, cada frecuencia de la luz, tiene sus características propias y además afecta a distintas energías de la esencia humana. Algunos colores correspondientes a las frecuencias lumínicas más altas modulan las frecuencias superiores del cerebro; otros, los de frecuencia relativamente más baja, influyen sobre los sistemas o energías del cuerpo físico. Véase a continuación un diagrama que explica cómo las diferentes frecuencias lumínicas actúan sobre nuestro sistema energético, en un sentido físico u otro.

LO FÍSICO

Sedante – Verde, azul claro
Revitalizante – Anaranjado
Estimulante – Rojo

LO EMOCIONAL

Sedante – Azul celeste, azul turquesa
Revitalizante – Melocotón
Estimulante – Anaranjado

LO MENTAL

Sedante – Índigo
Revitalizante – Verde esmeralda
Estimulante – Amarillo

LO ESPIRITUAL

Sedante – Azul
Revitalizante – Oro
Estimulante – Violeta, púrpura

El color es una concentración de determinada frecuencia lumínica. Por sus efectos puede ser estimulante o depresor, constructivo o destructivo. Cada color tiene sus cualidades exclusivas, y son estas las que aprovechamos para curar y restablecer el equilibrio, así como para estimular los planos, más profundos de la conciencia.

El trabajo del terapeuta con los colores implica dos fases. En primer lugar necesita una comprensión de las propiedades individuales de cada color. Abordaremos este aspecto en el capítulo presente. Segundo, debe aprender las técnicas específicas para absorber y proyectar el color, de lo cual trataremos en el siguiente capítulo.

El empleo del color en tanto que modalidad terapéutica vibracional nos exige que perfeccionemos nuestra sensibilidad cromática y nuestros conocimientos acerca de los colores. Cuanto más sepas sobre la luz y los colores, más fácil te resultará su utilización para sanar y reequilibrar. En los límites de la obra presente no podremos explorarlos todos, pero si citaremos algunas actividades útiles al perfeccionamiento de la sensibilidad cromática.

Jugar con los colores

En esencia, se trata de explorar el mundo del cromatismo y sus matices. Te aconsejo que compres un estuche de barras de colores a la cera, de los que tienen 64 unidades. Muchos de nosotros hemos venido usando estos colores desde la escuela elemental. A mí todavía me sirven como referencia cuando intento describir las coloraciones que he visto en un aura o durante la actividad terapéutica. Si lo prefieres, también sirve un estuche de lápices o de rotuladores de colores distintos.

Juega con ellos, dibuja con ellos. Cómprate un cuaderno infantil de colorear y rellénalo, pero no te contengas en los límites del naturalismo. Si se trata de colorear un animal, por ejemplo, píntalo del color que más te guste, o píntalo a manchas si lo prefieres. En esta fase sólo se trata de permanecer atentos a las sensaciones propias mientras coloreamos o dibujamos garabatos.

¿Cuáles te gustan más? Cómprate un juego de plantillas para acuarela, de Ias que van con un código de números. Pero no te atengas a los números. Rellena cada trozo del color que se te antoje, por raro que resulte. Debe ser un proceso divertido; los colores nos permiten redescubrir el sentido de la alegría.

Te sorprenderá el comprobar cómo vuela el tiempo mientras estás en estas ocupaciones.

Construir una rueda de colores

Toma una hoja de papel y dibuja en el centro un círculo grande. Divídelo luego en tantos sectores como quieras, pero que sean por lo menos doce. Rellene cada sector de un color diferente. Quizá desearás tener una muestra de cada uno de los colores de que dispongas. No es necesario que lo hagas siguiendo ningún orden particular. Durante el trabajo irás descubriendo cómo unos colores «casan» mejor con otros; esto te indica que empieza a desarrollarse tu sensibilidad para el color.

Al utilizar tantos colores distintos, este ejercicio te aporta otros beneficios maravillosos. Equilibra tu sistema y te relaja. Devuelve el equilibrio a los chakras y regulariza los flujos de las energías sutiles del cuerpo, la mente y el espíritu.

Construye otras ruedas más pequeñas, en las cuales combinarás sólo dos o tres colores. Presta atención a las sensaciones que inducen en ti. Verás cómo cambian tu estado físico, emocional y mental comparándolos antes, durante y después; muchas veces los efectos son de lo más sorprendente.

El significado de los colores

Las asociaciones de los colores y sus utilizaciones, como explicábamos antes, son puramente orientativas. No están esculpidas en piedra, sino que son sugerencias para iniciarte en tu estudio de la cromaterapia. Cuando trabajes con diferentes sujetos irás descubriendo que ciertos matices presentan más eficacia que otros. Y también que algunos no te dan el resultado que esperabas en relación con el estado del sujeto. Recuerda que cada persona tiene su sistema energético único y exclusivo.

En tales casos, experimenta un poco y presta atención a tus propias intuiciones, que te ayudarán a descubrir los mejores colores, o las mejores combinaciones de ellos, a fin de conseguir el resultado más beneficioso. Tengamos presente que los colores y sus aplicaciones deben adaptarse, sintonizarse con cada individuo.

Cuando aprendas a aplicar los colores, recuerda que el organismo y sus chakras los necesitan todos. Con frecuencia se cita la correspondencia específica de cada chakra con un color determinado, lo cual indica que este centro necesita un color predominante; pero su alimentación energética los demanda todos periódicamente y deben suministrárse-le. Cuando comiences el estudio de la cromaterapia, descubrirás que en algunas ocasiones, ciertos chakras (y sus sistemas fisiológicos aso-ciados) «piden» un color diferente del que normalmente se les atribu-ye. Repitámoslo una vez más, cada uno de nosotros posee un sistema energético peculiar y las modalidades terapéuticas deben adaptarse en consecuencia. Se trata de un proceso sujeto a error y nuevo ensayo, hasta que aprendas cómo descubrir qué método o combinación de métodos te proporciona los resultados individualmente mejores.

También difiere la reacción al color entre hombres y mujeres. To-mando por ejemplo el color rojo, los hombres se sienten más atraídos y estimulados por los de la gama rojo-anaranjado. En cambio las mujeres prefieren los de la gama rojo-violeta. Los hombres no suelen ponerse in-dumentaria de color rosa; pero las mujeres se sienten más atraídas hacia los hombres que visten alguna prenda de color rosa. Así pues, el hombre y la mujer que quieran llamar la atención al sexo opuesto deberían elegir algún color de los que estimulan a este. Como ocurre con todos los co-lores, los efectos van más allá de lo meramente fisiológico. En cualquier librería o biblioteca puedes encontrar libros sobre la psicología de los colores, y son conocimientos útiles cuando se trata de determinar y uti-lizar los colores con fines terapéuticos.

El blanco

Nota clave: Purificación, pureza, amplificación.

Aplicaciones físicas: Todos los sistemas del organismo. El blanco es la suma de todos los colores del arco iris. Vigoriza, limpia y purifica todo el sistema energético. Capaz de despertar una mayor creatividad. Cuando dudemos acerca de qué color usar, con el blanco difícilmente nos equivocaremos.

También es beneficioso para empezar y terminar la sesión terapéu-tica, a fin de estabilizar el sistema energético del individuo, y darle por último un estímulo suplementario. Amplifica los efectos de cualquier otro color que se use en la misma sesión.

Nota clave: Protección, fundamento, vigorización.

Aplicaciones físicas: Eficaz en terapias de polaridad, combinándolo con el blanco. El negro también contiene todo el espectro de los colores. Históricamente ha sido objeto de muchas correspondencias confusas, motivo por el cual numerosas terapeutas se abstienen de usarlo. Por mi parte, he hallado que puede ser útil a veces. El signo del negro es protección. Da fundamento y tranquiliza, sobre todo en los casos de individuos hipersensibles. Activa y fortalece las energías magnéticas o femeninas del organismo.

Debe utilizarse con parsimonia, sin embargo, porque un exceso de negro puede causar o agravar una depresión o estado emocional/mental parecido. La mayor eficacia, como queda dicho, se obtiene en la combinación con el blanco para reequilibrar las polaridades del sujeto, sobre todo en aquellas situaciones en que este parece a punto de perder el dominio de sí mismo. Activa la mente subconsciente y ayuda a ver en su justa perspectiva la vida y sus absurdos. Pocas veces emplearemos el color negro a no ser en combinación con otros colores.

Los colores del arco iris

Nota clave: Exaltación de la fuerza vital, de la voluntad y de la sexualidad; acción estimulante.

Aplicaciones físicas: El aparato circulatorio, la sexualidad. Como estimulante de los niveles energéticos en general, las extremidades inferiores y la mayoría de los problemas de la circulación. Es sabido que el rojo estimula; aporta energía al chakra base, lo caldea, lo activa, despierta nuestra fuerza biológica. Podemos utilizarlo para combatir resfriados, deficiencias de la circulación, anemias y mucosidades. El rojo tonifica la energía física y la voluntad de la persona. Es susceptible de estimular pasiones intensas y no sólo sexuales y amorosas, sino también de valentía, de odio o incluso de venganza.

Demasiado rojo supone a veces un estímulo excesivo y puede empeorar algunos estados. La hipertensión arterial, por ejemplo, indica plétora de energía roja en el sistema. Se emplea rojo para elevar la temperatura del cuerpo y comunicar energía a la sangre. Lo equilibra el color verde.

El anaranjado

Nota clave: Activación, construcción, optimismo, reservas de energía.

Aplicaciones físicas: El sistema muscular, todo lo relacionado con la eliminación, la irritabilidad como causa de afecciones físicas. El anaranjado afecta al segundo chakra, el del bazo. Es el color de la alegría, de la sabiduría, de la originalidad creadora. Estimula sentimientos sociables. Guarda correspondencia con nuestra salud emocional y con la del aparato muscular. Un exceso de anaranjado perjudica a los nervios y debe equilibrarse mediante la intervención de tonos verde-azulados.

El anaranjado puede contribuir a la curación de afecciones del bazo, el páncreas, el estómago, los intestinos, las suprarrenales; también es útil ante las anomalías de la asimilación de alimentos y las depresiones.

Los que padecen parálisis emocional se alivian con este color, sobre todo en sus matices melocotón. El color melocotón vigoriza el aura y constituye una reserva energética útil durante las convalecencias. Este y otros tonos de anaranjado sirven para revitalizar un organismo físico depauperado, y tonifican en especial las funciones de eliminación.

El amarillo

Nota clave: Actividad mental, potencia y capacidad intelectual, despertar.

Aplicaciones físicas: El aparato digestivo, el tracto gastrointestinal, la actividad de las suprarrenales, la actividad del hemisferio cerebral izquierdo. El amarillo afecta principalmente al chakra del plexo solar y es un estimulante de las facultades mentales. Sirve para combatir la depresión. Ayuda a despertar el entusiasmo por la vida, refuerza la seguridad en uno mismo y el optimismo.

Es también eficaz para el tratamiento de problemas de la digestión, pues posee una acción beneficiosa para el estómago, los intestinos, la vejiga (y también para las funciones de eliminación). Es muy eficaz contra la mayoría de los dolores de la cabeza, y ayuda a reequilibrar el tracto gastrointestinal. Los matices dorados influyen además sobre la mente; se recomiendan a los estudiantes, ya que favorecen la capacidad de aprender.

El color amarillo llama la atención; es uno de los primeros que casi todo el mundo observa. También puede crear, o indicar, ansiedad y tensión mental. Una excesiva exposición a este color debe compensarse mediante la aportación de tonos de la gama de los azules.

El verde

Nota clave: Equilibrio, crecimiento, acción calmante.

Aplicaciones físicas: El aparato circulatorio, el sistema nervioso simpático, los estados que la emotividad agrava. (Jamás debe utilizarse el verde en el tratamiento de los tumores ni de los estados cancerosos, ya que el verde favorece el crecimiento.) Es el color que más abunda en el planeta. Equilibra nuestras energías y podemos utilizarlo para aumentar la sensibilidad y la compasión.

Tiene acción calmante, por lo que se aconseja para los estados inflamatorios. E s un sedante del sistema nervioso. Los verdes brillantes y los que tienden hacia la gama de los azules son eficaces en la mayoría de las situaciones terapéuticas. Utilizaremos asimismo el verde para suscitar la amistad, la esperanza, la fe y la paz. Relaja y revitaliza a quienes padecen fatiga mental. Es poderosa la influencia del verde sobre el chakra del corazón, y equilibra el sistema nervioso autónomo. Es beneficioso frente a las dolencias cardíacas, la hipertensión, las úlceras, los estados de agotamiento y los dolores de cabeza. Recordemos la contraindicación: la presencia de tumores y todas las afecciones de tipo maligno.

Nota clave: Paz, fe, aspiraciones superiores, expresión creadora.

Aplicaciones físicas: El aparato respiratorio, los ojos, los oídos, la nariz, la garganta, las afecciones de las venas. El azul refresca los sistemas del organismo, relaja, aquieta nuestras energías y posee acción antiséptica. Vigoriza y equilibra el sistema respiratorio, contrarresta la hipertensión y es excelente para todas las dolencias de la garganta. Corrige los estados varicosos. También es muy eficaz el azul para aliviar todas las enfermedades de la infancia así como el asma, la varicela, la ictericia y el reumatismo. En lo que afecta a los niños es uno de los colores de más universal aplicación.

Se utiliza también el azul para despertar la intuición y para hacer más llevadera la soledad. Su eficacia se potencia empleándolo en combinación con los colores calientes de la gama de los anaranjados y rojo-anaranjados. Despierta la expresión artística y la inspiración.

Nota clave: Integración, purificación, estados alterados de conciencia.

Aplicaciones físicas: El sistema endocrino, el aparato reproductor, las infecciones y la mayoría de las dolencias que afectan al cráneo y a la cara. El índigo y los azules muy saturados poseen una acción terapéutica dinámica tanto en el plano espiritual como en lo físico. Este color activa el chakra frontal y reequilibra todos los conjuntos orgánicos que guardan correspondencia con este. Fortalece el sistema linfático, las glándulas y el sistema inmune. Excelente para depurar la sangre, recurriremos a su ayuda cuando se trate de desintoxicar el organismo. Equilibra además los hemisferios cerebrales y todas las sinapsis que los conectan.

Emplearemos el índigo con eficacia en el tratamiento de todas las afecciones del rostro (sin exceptuar los ojos, los oídos, la nariz, la boca y los senos frontales). Por su efecto sedante, los meditadores lo utilizan para alcanzar los niveles más profundos de la conciencia. Suscita la devoción y la intuición. Combate las afecciones pulmonares y elimina las obsesiones.

Un exceso de índigo puede originar depresión o una sensación de aislamiento social, lo cual se contrarresta eficazmente con el empleo de tonos anaranjados suaves.

El violeta

Nota clave: Purificación, transmutación, espiritualidad práctica.

Aplicaciones físicas: El sistema óseo, el sistema nervioso, algunas afecciones de las venas, los tumores y estados cancerosos. El violeta es el color que afecta primordialmente al chakra corona. Fundamentalmente actúa sobre el esqueleto y el sistema nervioso. De fuerte acción antiséptica, purifica lo mismo a nivel físico que espiritual. Contribuye a restablecer el equilibrio entre las energías físicas y espirituales. Es eficaz en los estados cancerosos. Puede paliarse la artritis mediante el uso de una luz violeta más próxima a la gama de los azules. El violeta coadyuva también a la asimilación de los nutrientes y minerales.

Suscita la inspiración y la humildad, y fomenta la actividad onírica (los sueños). En la meditación, el violeta puede franquearnos el acceso a nuestras vidas pasadas, sobre todo cuando estas afectan en algo a nuestra salud actual. El violeta auténtico se compone de un cincuenta por ciento de rojo y un cincuenta por ciento de azul. De esta manera, representa el equilibrio entre lo físico y lo espiritual, y nos recuerda que el equilibrio de nuestra salud depende de ambos aspectos. El violeta nos devuelve la perspectiva correcta en relación con los aspectos banales de la existencia (entre los cuales podríamos contar el bienestar físico), y también con los espirituales, a los que confiere sentido práctico.

DOLENCIAS COMUNES Y COLORES QUE ACTÚAN
BENEFICIOSAMENTE SOBRE ELLAS

Estado	Color recomendable
Abscesos	Azul, azul –violeta
Acné	Rosa, rojo-violeta
Alcoholismo	Índigo-amarillo
Alergias	Índigo, anaranjado claro
Alzheimer, mal de	Azul marino, azul púrpura
Ampollas	Azul claro, azul hielo
Anemia	Rojo
Anorexia	Amarillo, limón
Ansiedad	Azul claro, verde
Artritis	Violeta, azul-violeta
Asma	Azul, anaranjado
Bronquitis	Azul, azul-verde
Bulimia	Índigo
Calambres abdominales	Amarillo, limón
Cardíacos	Verde y rosa
Cáncer	Azul, azul-violeta
Diabetes	Violeta
Dolor de cabeza	Azul, verde
Dolor de muelas	Azul, azul-violeta
Dolor de oídos	Turquesa
Dolor muscular	Anaranjado-pastel
Eccema	Limón
Epilepsia	Turquesa, azules oscuros
Eructos	Amarillo, limón
Fiebres	Azul
Gripe	Azul oscuro, turquesa, violeta
Hemorragias	Azul-verde
Hemorroides	Azul oscuro
Heno, fiebre del	Rojo-anaranjado

Hinchazones	Azul pálido, azul hielo
Hipertensión	Azul, verde
Hipotensión	Rojo, rojo-anaranjado
Hígado	Azul y amarillo
Huesos	Violeta, limón
Indigestión	Amarillo, limón
Infección	Violeta
Inflamación	Azul
Intestinos	Amarillo-anaranjado
Leucemia	Violeta
Mamas	Rosa, rojo-violeta
Menstruación	Combinaciones de rojos claros con azul-verde
Náuseas	Azul hielo
Nervios	Verde, azul-verde
Neumonía	Rojo y rojo-anaranjado
Ojos	Índigo, azul marino
Parkinson, mal de	Índigo
Piel	Rosa, azul-violeta
Quemaduras	Azul, azul-verde
Resfriados	Rojo
Riñones	Amarillo, amarillo-anaranjado
Sida	Rojo, índigo-violeta
Úlceras	Verde
Urticaria	Limón y turquesa
Vegetaciones	Violeta, azul-violeta
Vejiga	Amarillo-anaranjado

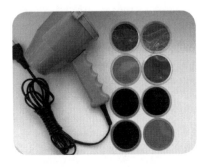

Algunas técnicas de cromoterapia

A veces la identificación del color que se necesita es la parte más sencilla del tratamiento. Acertar con los métodos de aplicación, la duración de esta y la mejor combinación cromática suele ser difícil, sobre todo porque todos estos factores varían de unos pacientes a otros. En particular la duración dependerá de la dolencia y del estado de la persona. Confía en tu propia intuición, en tu juicio y en las reacciones que vaya manifestando el sujeto. Para empezar, administraremos un color determinado durante cinco a diez minutos, que son suficientes en la mayoría de los casos. A veces el tratamiento requerirá varias sesiones, bien sea consecutivas el mismo día, o espaciadas a lo largo de una semana o de más tiempo; en este punto seremos flexibles.

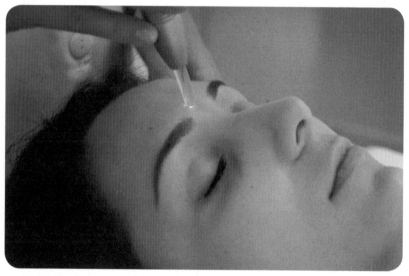

También hay que elegir el método de aplicación, puesto que existen muchas técnicas. Algunos terapeutas utilizan los parches de colores, otros envuelven a los pacientes en sábanas coloreadas, o les recomiendan que vistan los colores de elección. También es frecuente la exposición a la luz natural pasando por un cristal coloreado, o se utilizan proyectores dotados de filtros. En este capítulo describiremos cuatro técnicas que pueden ser aplicadas tanto por el terapeuta novel como por el relativamente avezado:

- La visualización del espectro.
- La aplicación del color mediante el tacto etérico.
- La respiración cromática.
- El tratamiento de los chakras.

La visualización del espectro

Este ejercicio admite muchas variaciones, de manera que podemos adoptarlo con tranquilidad. Es beneficiosa su práctica habitual, incluso diaria, puesto que fortalece y tonifica todos los sistemas y todas las energías corporales, así las físicas como las espirituales.

1. Para empezar adoptaremos una postura cómoda, sentados o de pie según las preferencias de cada uno. Cerramos los ojos y efectuamos tres respiraciones lentas y profundas. Al exhalar visualizaremos y sentiremos cómo las tensiones van abandonando nuestro organismo.

2. Ahora visualizamos con el ojo mental un arco iris que abarca el cielo sobre nuestra cabeza. A continuación visualizamos una bola de luz roja que se desprende de ese arco iris y penetra en nuestro cráneo y nuestro cuerpo. Imagina cómo desciende al tiempo que gira vertiginosamente para difundir esa vibrante energía roja y sanar todas las partes de tu organismo.

3. Concéntrate en esa ardiente energía cristalina. Deja que te inunde hasta los pies y te bañe en su irradiación. Contémplate en ese estado luminoso. Cuando alcanza tus pies, la bola de luz roja se disipa y la energía queda dentro de ti, retenida en tu cuerpo. Cuando haya quedado totalmente absorbida, visualiza una bola cristalina de color anaranjado que se destaca del arco iris sobre tu cabeza. Imagina cómo desciende al tiempo que gira para penetrar dentro de ti y llenarte de energía anaranjada, hasta llegar a los pies y disiparse dejando que esa energía sature tu organismo.

4. Continuaremos este proceso con los demás colores del iris, el amarillo, el verde, el azul, el índigo y el violeta. Uno tras otro iremos llenando nuestro cuerpo con estos colores, para que sean absorbidos. Cuando por fin hayas asimilado el color violeta te verás resplandeciente y vibrante de energía y vitalidad. Tu estado es de equilibrio y salud. Imagina entonces que el arco iris empieza a moverse, que desciende hasta rodearte por completo y establecer a tu alrededor una irisación permanente, protectora y salutífera. Tú sabes que cada vez que practiques el ejercicio descrito ese arco iris se reforzará dentro de ti y alrededor de ti. Te hallas vibrante, saludable, pletórico o pletórica de energía.

Aplicación del color por medio del tacto etérico

Hemos visto en un capítulo anterior que éramos capaces de emitir energía a través de las manos. Para mayor eficacia podemos enfocar con ellas e imaginar un cromatismo particular de esa energía. Una vez determinada la coloración que conviene al caso, el método de proyección es fácil.

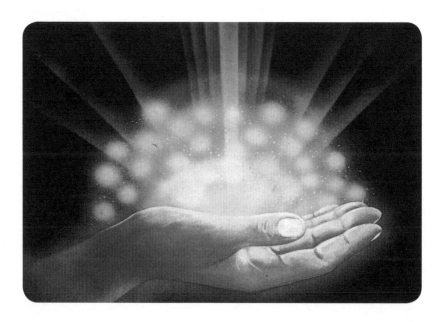

1. Relájate y céntrate.
2. Inicia la respiración rítmica. Mientras lo haces, visualiza cómo la energía llena tu cuerpo y se concentra en tus manos. Al principio la visualizarás como energía pura, de un blanco cristalino.
3. Tal como hemos aprendido a hacer, proyectaremos esa energía hacia el cuerpo del sujeto para vigorizar todos los sistemas.
4. Haz ahora una breve pausa, durante la cual trasladarás tu concentración hacia el color terapéutico que hayas considerado más idóneo según el estado adecuado del sujeto. Prosigue con la respiración rítmica y mientras tanto, visualiza y siente esa energía que te inunda.
5. Mientras inhalas te llenas de energía; al expulsar el aire visualizas la corriente proyectada hacia el sujeto. Tiene el color elegido; recuerda que toda energía sigue siempre al pensamiento. Cuando nos concentramos en un color determinado, la energía que proyectamos por medio del tacto etérico asume la frecuencia de ese color.
6. Continúa hasta tener la intuición de que el tratamiento ha reequilibrado y sanado la afección. Entonces harás una pausa y proyectarás a través de las manos la misma energía blanca, cristalina, del principio. Esto contribuirá a potenciar el color proyectado y estabilizará los efectos beneficiosos conseguidos.

El dolor de cabeza es una de las afecciones más banales, y también de las más susceptibles al tratamiento mediante el color. Muchas veces, tal dolor es consecuencia de un sobreestímulo del chakra frontal o el chakra corona, cuyo exceso de actividad origina el estado «inflamatorio». Con mucha frecuencia se logra paliar dicho estado refrigerando los centros afectados para retrotraerlos a la normalidad.

Para este ejercicio utilizaremos el tacto etérico y un color frío, suave, o una combinación en la gama del verde al azul. En caso de dolor lancinante como los causados por la jaqueca quizá sea preferible proyectar un índigo, no obstante. Dedica unos momentos a relajarte. Inicia la respiración rítmica lenta, tranquilizante. Inspira para llenarte de la energía universal azul y concéntrala en tus manos.

Haz que el paciente tome asiento frente a ti y pídele que se limite a cerrar los ojos y relajarse. Sitúa las manos delante y detrás del cráneo del sujeto, a cinco o diez centímetros de distancia. Continúa con tu respiración relajada y ahora, mientras exhalas, visualiza la energía azul fría que irradia de tus manos, que rodea y empapa la cabeza del sujeto. Visualiza su efecto calmante, sedante y equilibradora, la cual hará que desaparezca el dolor. A veces resulta útil el imaginar ese azul como una aspirina coloreada.

Quizá quieras rodear también con las manos las sienes del paciente. La región temporal es asiento frecuente de bloqueos de energía que agudizan notablemente la sensación dolorosa. Prolonga el ejercicio entre tres y cinco minutos; por lo general no se necesitan más para lograr un resultado perceptible.

La respiración cromática

La única respiración correcta es la que se realiza con intervención del diafragma. Apoya suavemente las manos sobre el ombligo. ¿Notas si se desplazan hacia fuera? En caso afirmativo, tu respiración es la adecuada. Muchas personas respiran sólo con el tórax, pero entonces el aire no se absorbe en profundidad y recibimos menos vitalidad y energía.

Desde el punto de vista más elemental se establece que la respiración cromática, sobre todo si se practica al aire libre o en habitación bien ventilada, es un método terapéutico de poderosa eficacia. Recordemos que el organismo transforma el aire en energía, y que tanto la frecuencia como la potencia de esa energía dependen, en gran medida, de nuestro pensamiento. El respirar los diversos colores apoya la acción de diversos factores del bienestar.

1. Adopta una postura cómoda, como puede ser la sedente, siempre que procuremos mantener la columna vertebral bien erguida. La punta de la lengua se apoyará en el paladar, justo detrás de los

incisivos, a fin de establecer la conexión entre los meridianos gobernador y de la concepción.

2. Inhalamos despacio por la nariz contando hasta cinco o seis. Luego retenemos el aliento durante la cuenta de diez o doce. Por último, exhalamos poco a poco a través de la boca mientras contamos hasta cinco o seis. Procura establecer un ritmo respiratorio lento, pero que te resulte confortable.

3. Ahora, mientras inspiras, visualiza y siente el aire coloreado de un tono concreto. Mira y nota cómo rellena todo tu cuerpo, cómo se intensifica ese color cada vez que inhalas. Visualiza cómo equilibra y cura cualquier estado que quieras corregir. El respirar ese color durante unos cinco a diez minutos puede surtir efectos maravillosos.

4. En caso de incertidumbre en cuanto al color más indicado, respira luz blanca pura, cristalina. O también puedes utilizar, sencillamente, los siete colores del arco iris para equilibrar los chakras y cargar de energía todos tus sistemas. Recuerda que los colores distintos, incluso respirados de esta manera, suscitarán efectos diferentes:

Rojo respirado

Energiza y calienta. Útil para enfriamientos y sinusitis. Efecto secante sobre las mucosas. Potencia los niveles de energía en general. Remedio sintomático de urgencia para resfriados y gripes.

Rosa respirado

Beneficioso para todas las afecciones de la piel y congestiones. Alivia la cólera y la sensación de soledad, pero se recomienda en general para calmar toda clase de malestares emocionales y mentales.

Anaranjado respirado

Equilibra las emociones y cura distensiones musculares. Sirve también como paliativo de ciertos problemas respiratorios. Despierta la creatividad. Restablece la alegría de vivir. Las combinaciones anaranjado-rosa (como el color melocotón) son especialmente indicadas para la musculatura. El color melocotón respirado vigoriza el organismo en el sentido de reducir la sensibilidad a los ambientes perjudiciales.

Amarillo respirado

Ayuda en el estudio, por cuanto facilita y acelera la asimilación de las informaciones. Alivia las indigestiones y los embolismos (gases). En su matiz dorado tiene indicación general, y respirado, más especialmente, se recomienda para las afecciones de la cabeza.

Verde respirado

Alivia las afecciones de los nervios. Despierta y agudiza el sentido de la prosperidad. El verde pálido respirado aclara la vista y facilita la superación de los hábitos nocivos. Sedante y refrescante para casi todos los sistemas; a evitar, sin embargo, en los estados tumorales o cancerosos.

Azul respirado

Calmante y tranquilizante. Alivia las dificultades respiratorias. Despierta el talento artístico. De indicación general para los niños; en especial los que padecen afecciones respiratorias experimentarán gran alivio si se les enseña la respiración cromática en azul.

Azul oscuro respirado

Acelera la curación y el restablecimiento después de una intervención quirúrgica. Favorece la soldadura de los huesos, sobre todo si se añade un matiz de verde (azul cerceta). Ayuda a poner en marcha la intuición. Efecto vigorizador sobre el sistema endocrino.

Turquesa respirado

Alivia las dolencias del aparato respiratorio y es beneficioso para la artritis. Combinado con el rosa sirve para ayudarse a corregir los hábitos alimenticios deficientes. Como la respiración del azul, también debería enseñarse a los niños asmáticos o afligidos por algún problema respiratorio similar.

Violeta respirado

Beneficioso para el esqueleto y el sistema nervioso. Purifica el cuerpo, coadyuva a la desintoxicación. Despierta la sintonía espiritual. La respiración del violeta puede servir para ajustar la coordinación entre los aspectos físico y mental del sistema energético humano.

Púrpura respirado

Ayuda a desintoxicar el organismo, y también a superar las obsesiones torturante y los sentimientos negativos. Máxima eficacia en combinación con el blanco. Úsalo para aliviar temporalmente las molestias de las infecciones o de la gripe.

Mientras practicas el control de la respiración y la activación de las energías cromáticas, estas pueden transmitirse fácilmente a otra persona con fines terapéuticos, por ejemplo proyectando el aliento sobre el paciente:

1. Determina el color más conveniente según el estado del sujeto.
2. Invítale a reclinarse.
3. Localiza la región afectada.
4. Cúbrela cuidadosamente con una pieza de tela del color apropiado.
5. Manteniéndola en su lugar, inicia la respiración rítmica para incrementar tus flujos de energía.
6. Visualiza y siente cómo te llenas de vibración cromática.
7. Inclínate para acercar la boca a la pieza de tela, y exhala con fuerza sobre ella. Verás y sentirás tu energía cromática que penetra en ese cuerpo y le devuelve el equilibrio. El calor del aliento sirve además como catalizador para activar la vibración cromática.
8. Continúa así, proyectando el aliento, durante varios minutos, o hasta que intuyas que se ha restablecido el equilibrio. Este método

de soplar el color sobre otra persona es muy eficaz para aliviar y paliar dolores, sobre todo los de cabeza, así como los calambres y las alteraciones nerviosas. Otra manera de hacerlo consiste en soplar el color sobre la región del centro chákrico apropiado.

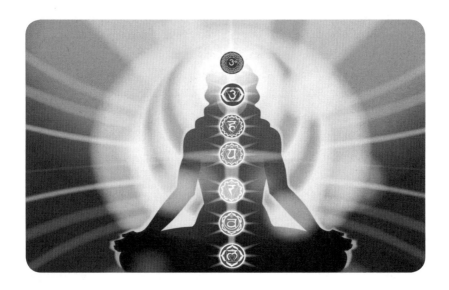

Cromaterapia para los chakras

«Vigilad y permaneced atentos», enseñaban los antiguos maestros a sus seguidores. Con esto querían decir que es necesario prestar atención a las diversas emociones y actitudes que uno experimenta a lo largo de cada jornada. El hacerlo así les servía para determinar cuál o cuáles de los chakras se hallaban quizá desequilibrados; al final del día dedicaban entonces algún tiempo a reequilibrar esos centros, y de esta manera se impedía que los desequilibrios se acumulasen, con el consiguiente riesgo de crear o agravar un problema físico.

Nosotros podemos hacer lo mismo, teniendo a mano la relación de características de los chakras que hemos dado en otro capítulo. Allí citábamos las emociones y las actitudes mentales que se interpretaban como causa o reflejo de un desequilibrio en uno de estos centros. Una vez vayamos determinado por medio de un autoexamen cuál de ellos ha recibido tal vez un influjo desfavorable, tomaremos medidas para corregirlo, y en este sentido la cromaterapia proporciona medios tan sencillos como eficaces.

Consisten en usar el color sobre nosotros mismos a diario, con objeto de equilibrar y vigorizar los chakras. Un posible procedimiento es la respiración cromática. Algunos lo prefieren un poco más complicado, y tras hacerse con unas diapositivas de color, se sientan delante del proyector para bañarse de luz coloreada. Aunque algunas tiendas de artículos metafísicos tienen esa clase de diapositivas, es más probable que debas fabricártelas tú comprando chasis para diapositivas en un comercio de fotografía y montando en ellos filtros de los diferentes colores.

Hay otro sistema muy sencillo, que es el de comprar trozos de tela de distintos colores en cualquier establecimiento de los que venden retales de saldo. Los elegiremos de los siete colores del arco iris y así nos servirán para equilibrar todos los chakras, aunque también podemos adquirir más colores. Esas piezas de tela son un instrumento barato y sin embargo sumamente útil, tanto para el tratamiento rápido y cotidiano de los chakras como en las verdaderas sesiones de cromaterapia.

1. Procura hallar todos los días un rato libre, y que nadie te moleste durante unos quince o veinte minutos. Por lo general no se necesita más. Comprueba que los teléfonos estén descolgados, etc.
2. Tiéndete de espaldas en el suelo o en la cama, sin olvidar tus siete retales (rojo, anaranjado, amarillo, verde, azul, índigo y violeta), uno para cada uno de los siete chakras.
3. Cierra los ojos y relájate. Respira despacio, en profundidad. Mientras te relajas pasarás revista a los acontecimientos de la jornada, empezando por los más recientes. Es decir, en orden inverso, lo que hiciste entre ahora que te has Acostado y por la mañana, cuando te levantaste. Esto de pasar al revés la película del día es un truco para favorecer la concentración y no olvidar ningún acontecimiento ni situación.

4. Fíjate en las emociones y las actitudes más importantes, de entre todo cuanto hayas experimentado o visto en las personas que te rodean. ¿Qué chakras pueden haber quedado más probablemente afectados? Para ayudarte en este autoexamen, relee las descripciones de los chakras que figuran en el capítulo tercero.

5. Una vez concluida esta evaluación, toma la pieza del color que corresponda al chakra identificado y colócala sobre la región del cuerpo que se asocia con dicho chakra.

6. Mientras permaneces en decúbito supino, con el trozo de tela sobre tu punto chákrico, visualiza cómo está siendo absorbido el color hacia el interior del organismo y en dirección a ese chakra. Conciénciate de que mientras estás ahí inmóvil, el chakra se reequilibra y con él todos los órganos y los sistemas corporales asociados. Respira hondo varias veces mientras te concentras en hacer pasar el color de la tela hacia el chakra, para devolverse su equilibrio. Esto lo harás durante tres a cinco minutos, o hasta que notes que el centro energético ha recobrado el equilibrio.

7. Repite la operación con todos los demás chakras que te hayan parecido desequilibrados.

8. Ahora coloca todas las piezas de tela sobre los diferentes puntos chákricos. Respira hondo y limítate a dejar que tu cuerpo asimile las energías del arco iris, consciente de que cada uno de los chakras se vigoriza, se compensa, equilibra y armoniza con los demás; que se está fortaleciendo todo tu sistema energético, y empiezas a entrar en la total armonía; que todos los aspectos fisiológicos de tu organismo sanan y se centran mientras tú absorbes esos colores a través de los centros chákricos. Deja las piezas de tela puestas durante cinco a diez minutos, o hasta que notes el pleno equilibrio, ajuste y armonía.

El sonido terapéutico

El sonido sagrado –oración, música sacra, salmo, himno, encantamiento, salmodia– es una fuerza vital. En todos los tiempos se ha considerado que el sonido establece un vínculo directo entre la humanidad y lo divino. Todas las escuelas místéricas antiguas enseñaban, en un momento u otro de la iniciación, el empleo del sonido como fuerza creadora y sanadora.

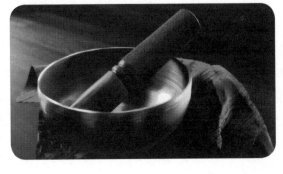

El sonido es uno de los factores principales que intervienen en nuestros estados actuales de salud y conciencia. La diferencia entre los sonidos aleatorios o ruidos de la vida cotidiana y la aplicación dirigida del sonido sacro radica en que este produce armonía, no disonancia.

Una vez hayamos aprendido a producir los sonidos terapéuticos específicos y dirigirlos hacia el cuerpo físico a través de nuestros centros de energía (los chakras), obtendremos el equilibrio. Se potencia todo nuestro sistema energético, la salud se eleva en todos los planos y romperemos las tendencias negativas y las pautas perjudiciales que hayan surgido en nuestro cuerpo físico y en los cuerpos sutiles. Para empezar, hay que comprender los ocho principios básicos del sonido terapéutico:

- El principio de la resonancia.
- El principio del ritmo.
- El principio de la melodía.
- El principio de la armonía.
- El principio de la altura.
- El principio del timbre.
- El principio de los efectos acumulativos y demostrables.
- El principio del sonido como energía.

El principio de la resonancia

La resonancia es el principio terapéutico más importante del sonido y de la música. Se alude aquí a la propiedad que tiene una vibración de suscitar otra vibración similar en todo cuerpo capaz de producirla y que se halle dentro del radio de propagación de las ondas de aquella. La resonancia explica, entre otras cosas, las simpatías y antipatías que concebimos hacia otras personas y hacia las condiciones de nuestro medio ambiente. Es también el principio que nos permite entrar en contacto y sintonizar físicamente con aquellas entidades y energías de los órdenes más espirituales o etéricos de la vida.

Para una demostración de este principio sirven, por ejemplo, un diapasón y un piano. Si golpeamos un diapasón que dé, por ejemplo, el do de la escala central y levantamos la tapa del piano para recorrer suavemente el cordaje con los dedos, hallaremos que la cuerda correspondiente al do central está vibrando también. O más fácil todavía: nos sentamos al piano para pisar el pedal fuerte (el que levanta todos los apagadores) y cantamos una nota en voz alta, sosteniéndola durante unos treinta y cinco segundos. Luego escuchamos. Se oye cómo el piano responde. Nuestra voz ha inducido la resonancia en las cuerdas del piano correspondientes a la nota entonada.

Pues bien, todas las células de nuestro organismo son resonadores acústicos. Tienen la capacidad de responder a cualquier sonido exterior. Cada órgano, compuesto por células de vibración similar agrupadas, responderá como grupo a un sonido de frecuencia determinada. Y los diversos sistemas del cuerpo también responden a las vibraciones sonoras, lo mismo que los estados de la conciencia emocional, mental y espiritual. El cuerpo humano es un sistema bioeléctrico que puede ser alterado, potenciado y/o equilibrado mediante la utilización del sonido. Ello se produce gracias a la resonancia.

Si aprendemos a dirigir y controlar nuestra voz, o utilizamos determinados instrumentos, o aplicamos diversos estilos y formas musicales, estimularemos una variedad inmensa de vibraciones por simpatía en nuestro cuerpo y mente. En presencia de algún desequilibrio, utilizaremos los sonidos dirigidos y el principio de la resonancia para retrotraer ese órgano a sus parámetros normales de funcionamiento.

La vibración simpática o resonancia se produce cuando dos o más cuerpos tienen la misma o parecida frecuencia característica que los hace compatibles. Existe ahí una simpatía innata. Esta es la llamada resonancia libre. Es un factor importante la voluntad y buena disposición del individuo para responder a una frecuencia particular.

El fenómeno también dilucida buena parte de nuestras relaciones. En virtud de la resonancia simpática se establecen los vínculos grupales, en la medida en que cada individuo responde a las energías de los demás. En los grupos que se constituyen para una finalidad determinada, esta misión sirve de medio que establece la resonancia simpática entre los participantes.

La resonancia forzada se produce cuando los dos sistemas tienen frecuencias características diferentes y la más fuerte se transmite a la otra. Lo cual tiene sus aspectos positivos y negativos. Muchas formas y manifestaciones de actividad cultual, manipulaciones y abusos del poder mental son consecuencia de resonancias forzadas; también lo son los fenómenos de sugestión de masas, por ejemplo. El poder colectivo del grupo prevalece sobre las energías del individuo y fuerza la resonancia con dicho grupo.

Entendida y utilizada correctamente, la resonancia forzada permite superar los estados de desequilibrio corporal y devolver a sus parámetros normales de funcionamiento diversos órganos y sistemas, restableciendo así la homeostasis.

El principio del ritmo

El ritmo es el pulso de la vida, e influye en todos los estados físicos. El tambor de los indios de Norteamérica representa los latidos del corazón de la Madre Tierra. Mediante el ritmo se consigue devolver el pulso de una persona a su frecuencia normal. Cuando escuchamos un ritmo regular, tranquilo, se desencadena en nosotros una reacción y los ritmos corporales naturales se ajustan.

Los ritmos regulares y enfocados restauran los ritmos naturales del organismo cuando se han desequilibrado. A los cardíacos, por ejemplo, les beneficia en gran medida el escuchar música barroca, con sus ritmos de arquitectura regular que tranquilizan y regulan los latidos del corazón.

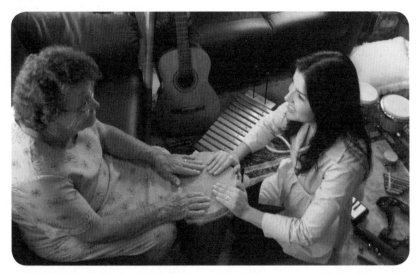

En la práctica terapéutica también puede utilizarse el ritmo (de tambores, sonajeros, campanillas, etc.) para transmitir energías al organismo. En especial, los ritmos creados mediante instrumentos de percusión energizan los chakras base y del bazo, es decir los vinculados con el aparato circulatorio y la fuerza vital esencial, y también los centros de la sexualidad, que es la expresión física de la vitalidad espiritual. Los ritmos estimulan las energías físicas. Aceleran o retardan el latido cardíaco y, en consecuencia, la actividad de todos los órganos relacionados.

Es antiquísimo el empleo de tambores en numerosas finalidades físicas y metafísicas. Tanto el tambor ritual tibetano *damaru* como el norteafricano o *tar* y el *bhoudran* de los celtas servían para diversos aspectos curativos y espirituales.

Hay un ritmo para cada ocasión interna o externa. De tal manera que una parte de la búsqueda espiritual de nuestra vida consiste en el descubrimiento y la expresión de nuestros ritmos propios, tal como sabían y enseñaban los chamanes. Con ellos curaban y gracias a ellos viajaban por los cielos y los infiernos.

El redescubrimiento del tambor ha sido un suceso prodigioso. Cualquiera puede aprender a marcar un ritmo con unas congas, sin pretensiones de convertirse en profesional, y así puede hallar el ritmo que le tranquiliza o le suena mejor. Si nos suena bien, indudablemente nos sana y nos perfecciona. La prueba del tambor consiste en tocarlo: entiende esta frase al pie de la letra, o como la metáfora sencilla de una vida sana.

El ritmo del tambor suscita resonancias en nuestros propios ritmos biológicos; se produce un efecto de entrenamiento que altera los ritmos metabólicos habituales hasta que se obtiene la resonancia con el que marca el instrumento. Los estudios científicos han empezado a revelar cómo afectan los diferentes ritmos a los sistemas fisiológicos. Me consta que algunos investigadores han emprendido el estudio de los ritmos cardíacos y otros de los animales con la esperanza de reproducirlos mediante instrumentos y explotar el efecto de resonancia. Sabiendo que algunas especies animales son inmunes a determinadas enfermedades, es posible que dicho efecto sirva para curar o aliviar lo que hasta aquí considerábamos incurable.

Como su hermano mayor el tambor, el sonajero es también uno de los instrumentos más antiguos que utilizan los sanadores. Su eficacia principal consiste en la purificación. De ahí que sirva para relajar ciertas pautas energéticas rígidas que tal vez hayan invadido nuestro campo áurico. A veces estas se reflejan en la pantalla del televisor, parecidas a la «nieve» qu e produce en la imagen la proximidad de descargas eléctricas. Dichas pautas interfieren las funciones físicas y los ritmos metabólicos normales.

Su utilización es sencilla. Consiste en hacerlo sonar mientras trazamos círculos alrededor del cuerpo. El sonido del sonajero hace vibrar los detritus y pautas de energía rígida y facilita su desprendimiento. Luego se hacen sonar subiendo y bajando a lo largo de los meridianos centrales (el meridiano gobernador y el de la concepción). Así se «ablandan» los residuos que se hayan acumulado en estas vías así como en los chakras principales. Una vez conseguido esto, se procede al empleo de otros métodos terapéuticos para lograr su eliminación completa.

El principio de la melodía

La melodía es una función de las relaciones entre los sonidos y por consiguiente nos ayuda a comprender las correspondencias entre todas las cosas. Un sonido por sí solo no forma melodía, pero sí en combinación con otros. La melodía, bien sea hablada, cantada o tocada con ayuda de un instrumento musical, apacigua y modifica las tensiones emocionales y mentales que pueden ser causa del malestar físico.

De ahí su utilización para aliviar el estrés y calmar el dolor. ¿Quién no ha contemplado una madre mientras arrulla a su hijo que llora, o le canta una nana? (A menudo también lo mece mientras tanto; ese vaivén activa el principio del ritmo y ayuda a calmar el

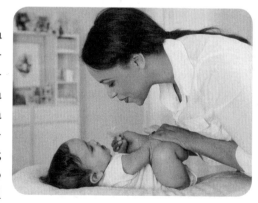

metabolismo del niño.) Al cantar, la madre une sus energías con las del niño (relación), con lo que alivia su malestar.

Es una forma amable de resonancia forzada. Precisamente una de las actividades de mayor utilidad terapéutica que podemos practicar con regularidad es la de arrullarnos o cantar a solas alguna melodía sencilla. Haciéndolo, por ejemplo, al final de la jornada, durante el regreso a casa, recuperaremos el equilibrio y eliminaremos los residuos de la energía negativa que quizás hayamos acumulado en el medio ambiente laboral. Toda melodía está compuesta de notas que nos afectan a diversos niveles. En cuanto a la melodía, basta que sea sencilla y fácil. Ni siquiera es necesario que la tarareemos o cantemos nosotros mismos, ni tampoco que la escuchemos mucho rato; esto lo comprenderá cualquiera que haya contemplado un niño puesto a dormir con una estrofa o dos de la Canción de cuna de Brahms. La melodía es uno de los procedimientos más idóneos para relajarse y evitar las afecciones físicas.

El principio de la armonía

La armonía influye sobre nuestras energías más sutiles y espirituales; gracias a ella se establece la sintonía de los aspectos físicos de nuestras energías con los más espirituales. Para lo tocante a sus aplicaciones terapéuticas, cuanto más sencilla mejor.

Un acorde consiste en dos o más notas que suenan al mismo tiempo y cuyas frecuencias guardan entre sí una relación numérica definida, llamada precisamente armónica. Las distintas frecuencias forman unidad vibratoria muy diferente de una nota aislada, que estabiliza todos los sistemas corporales y los pone en mutua resonancia.

El trabajar con la armonía es la clave del proceso de la alquimia, ya que permite alterar, transmutar, sublimar, reducir y desplazar nuestras energías en todos los planos. Sobre todo, transmutar los estados corporales y alterar los estados de la conciencia. Mediante la combinación idónea de tonos, ritmos y armonías llegamos a obtener una resonancia dinámica susceptible de corregir y eliminar los mayores desequilibrios.

La armonía tiene su reflejo en todos los aspectos de la vida, como se observa, especialmente, durante el perfeccionamiento de las cualidades parapsicológicas. En efecto, mientras procuramos avanzar en una de estas (comparable con un tono), suelen despertar otras al mismo tiempo, en armonía con la primera. Las áreas y los sistemas de expresión energética compatibles con aquella recorren un desarrollo paralelo: es el fenómeno llamado de los armónicos espirituales.

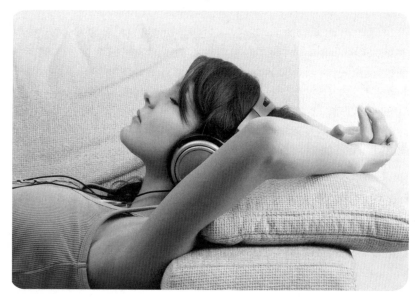

El principio de la altura

La altura del sonido es un factor a considerar en cualquier aplicación terapéutica. Por altura entendemos si el sonido es grave o agudo, y depende de la velocidad de la vibración. Cuanto mayor el número de oscilaciones por segundo, más agudo el sonido. Igualmente cuando elevamos nuestros niveles de energía física y espiritual accedemos a un grado superior de la salud.

El trabajo con distintos patrones de altura puede servirnos para romper las pautas rígidas de energía que limitan nuestro progreso, nuestra toma de conciencia y nuestra salud. Las diferentes alturas afectan específicamente a los centros chákricos, y por tanto a los órganos y sistemas que guardan relación con ellos. En caso de actividad excesiva o insuficiente de un órgano concreto y su chakra correspondiente, recurriremos a un sonido de altura definida para devolverlos a sus valores normales de funcionamiento.

Las alturas correspondientes a los chakras son las de la escala musical, cantadas, tocadas con un instrumento musical o simplemente, experimentadas mediante la escucha de un pasaje musical cuya tonalidad sea la adecuada. Aprender a entonar con nuestra voz natural es procedimiento muy eficaz para restaurar nuestras energías a sus niveles saludables de homeostasis.

Un ejercicio tan sencillo como el de cantar o tararear la escala musical estabiliza nuestro sistema energético y vale más que una dosis de un fármaco preventivo.

El principio del timbre

También el timbre debe considerarse en la terapia por medio del sonido. Es la cualidad que distingue dos sonidos del mismo tono tocados por diferentes instrumentos, o cantados por dos voces distintas. Se debe a que toda emisión sonora contiene, además de la frecuencia fundamental, diferentes proporciones de las frecuencias múltiplos de aquella, que le dan a la voz, o al instrumento, su «color», su característica distintiva y su influencia.

El timbre en combinación con la altura nos proporcionan el mayor número de efectos creativos cuando aplicamos el sonido a fines terapéuticos. El timbre también origina reacciones de consonancia o disonancia, y ambos términos se relacionan con la percepción energética que el cuerpo, la mente y el espíritu reciben de los estímulos exteriores. Los diferentes instrumentos, voces, etc., afectan a los chakras y demás sistemas de nuestro organismo.

Cuando reaccionamos por consonancia con el timbre de un sonido hablado o tocado, se desarrolla una relación positiva. Las células del organismo reconocen los sonidos que les convienen y reaccionan en consecuencia. El ruido de la uña al rascar sobre una pizarra es agrio y muy desagradable para el sistema nervioso; en cambio las notas de una quena o flauta de bambú son sedantes para dicho sistema.

Cuando reaccionamos a un sonido por la disonancia, sucede porque nuestras energías distinguen los sonidos que no son armoniosos para nosotros, aunque sean musicales, incluso. Como cuando nos desagrada el «metal» de una voz, o el tonillo con que se nos formula una crítica, o el acento quejumbroso del que mendiga algo, etc. Te aconsejo que prestes atención a esas señales que el cuerpo nos envía; de lo contrario, es posible que te expongas innecesariamente a sonidos que te perjudican.

Una parte de la aplicación terapéutica del sonido consiste en aprender a impostar la voz, de manera que se obtengan consonancias o disonancias según haga falta. Es decir, conseguir a voluntad lo mismo que hacemos espontáneamente cuando queremos que dejen de molestarnos y hablamos en tono áspero, o cuando queremos persuadir a otra persona y le hablamos con los acentos más dulces.

Con la práctica lograremos realizar cambios fisiológicos y espirituales en nosotros mismos y en los demás mediante la modulación del timbre de nuestra voz y el empleo de los timbres de diferentes instrumentos musicales a los más diversos fines.

El principio de los efectos acumulativos y demostrables

Los efectos del sonido son acumulativos. Cuanto más nos exponemos a los sonidos beneficiosos, mayores y más permanentes sus repercusiones sobre nuestras energías individuales. Pero si nos exponemos a sonidos perjudiciales reiteradamente, tanto peores y más graves serán los efectos de aquellos en todos los planos. Esa discriminación la realiza el organismo de manera automática, y sus reacciones afectan a sistemas y funciones del cuerpo físico así como a los estados emocional, mental y espiritual. Cuando alguien nos reprende, ¿no nos encogemos? ¿Tal vez incluso llegaremos a temblar? El cuerpo reacciona ante los sonidos hablados. ¿No contenemos la respiración y nos encogemos cuando escuchamos el estrépito de un gran golpe? El cuerpo reacciona ante todos los sonidos. Por desgracia, no siempre se presta atención a todas esas respuestas. La salud holística y la terapéutica vibracional nos enseñan a ser más perspicaces. Sabemos cuáles son los sonidos buenos para nosotros. Simpatizamos con las personas que nos hablan con amabilidad, y compramos grabaciones de las piezas musicales que nos agrada escuchar. Reconocemos los sonidos beneficiosos y los que nos invitan a alejarnos de ellos, o los que nos obligarán a purificarnos si les prestamos una atención más consciente.

El principio del sonido como energía

El sonido de por sí, en cualquiera de sus formas, es una fuente de energía. Como tal puede utilizarse para la interacción con otras energías. El sonido en forma de voz, música, etc., es instrumento eficaz para modificar los impulsos y campos electromagnéticos del individuo y el medio ambiente.

Esto significa que, de haberse producido un desequilibrio (expresado como disfunción de un órgano determinado o de un sistema concreto) en los parámetros electromagnéticos normales del organismo, el sonido utilizado en cualquiera de sus formas, o en combinación de ellas, permitirá restaurar la homeostasis, aliviar el dolor y suscitar la curación.

En tanto que fuente de energía, sirve también para instrumento para modificar la conciencia, así como para dilucidar la causa metafísica de un problema físico. Facilita la concentración, la relajación, el estudio, la creatividad, y aumenta la lucidez ante los estados psico-espirituales. Estos procesos se explican por su interacción sobre las ondas cerebrales y su capacidad para modularlas.

Métodos generales para la aplicación de la terapia por el sonido

No existe un método óptimo para el uso de los sonidos; en cualquier caso se recomienda una duración mínima de quince minutos por sesión. Si se trata de aliviar una región afectada recurriremos a cualquier número de sesiones que nos parezca necesario, aunque no más de dos al día. Recordemos que los efectos del sonido son acumulativos; aunque no siempre apreciaremos reacciones inmediatas y tangibles, la perseverancia nos permitirá alcanzarlos.

Experimenta con diferentes técnicas. La música y el canto son agradables. Profundiza en las relaciones entre la música y el organismo humano, al objeto de enriquecer tus recursos.

La terapia mediante el sonido se aplica como paliativo general para toda clase de estados. O bien, si nos hallamos ante un problema concreto, recurriremos a procedimientos más específicamente dirigidos a remediar esa condición.

Para empezar determinaremos cuál es el centro chákrico afectado y qué tonos van a resultarle más beneficiosos. ¿Tal vez deberíamos utilizar también la terapia del color y otros remedios vibracionales para lograr un resultado más completo? Nada nos impide combinar varias técnicas del arsenal terapéutico vibracional; por el contrario, ello nos permitirá potenciar tremendamente los resultados.

1. Entona la escala musical para equilibrar y sincronizar todos los chakras. Si desafinas al principio, continúa hasta que consigas mejorar; esto te proporcionará la indicación audible de que efectivamente has logrado equilibrarte. Recuerda que nosotros discernimos cuándo los sonidos nos agradan y benefician.

2. Reproduce una pieza de música clásica cuya tonalidad corresponda al chakra del cual quieras ocuparte con preferencia. No te preocupes por si se escribió en un tono sostenido o bemol; todavía será suficientemente aproximado para servir a efectos de la curación.

Por ejemplo:

> Chakra base Do: Brahms, sinfonía n. 1 en do menor
> Chakra del bazo Re: Mahler, sinfonía n. 1 en re mayor
> Chakra del plexo solar Mi: Mozart, sinfonía n. 39 en mi bemol mayor
> Chakra cordial Fa: Bach, conciertos de Brandemburgo en fa mayor
> Chakra de la garganta Sol: Bach, conciertos de Brandemburgo en sol mayor
> Chakra frontal La: Mendelssohn, cuarteto de cuerdas en la mayor
> Chakra corona Si: Bach, concierto de Brandemburgo en si bemol mayor

3. Aprende a tocar un instrumento musical. Nunca es demasiado tarde para empezar. Algunos son bastante baratos y se aprenden con relativa facilidad. La flauta dulce, por ejemplo. No es necesario estudiar ninguna partitura; basta con aprender a tocar las notas de la escala musical, si no pretendemos otra cosa que utilizar esos sonidos para sanarnos y reequilibrarnos. Toca repetidamente la nota del chakra que quieras corregir, o si tienes un instrumento de teclado, prolóngala durante varios minutos. Para terminar, toca las siete notas de la escala.

4. Hoy día puedes adquirir un sintetizador relativamente barato. Ese teclado electrónico te permitirá experimentar con muchos timbres y alturas, hasta dar con el sonido de máximos efectos para ti. Los sintetizadores modernos suelen incorporar una batería electrónica, es decir una gama de ritmos programados con emulación de instrumentos de percusión, y además una amplia gama de emulaciones de otros instrumentos que abarca todos los de la orquesta tradicional y más.

5. Mucho más barato aún: un sencillo juego de pitos para afinar, de venta en cualquier tienda de música. Úsalo de vez en cuando para

reequilibrarte. Cuando sospeches que determinadas emociones o actitudes experimentadas por activa o por pasiva durante el día puedan haber desequilibrado al gún chakra, como hemos visto en un capítulo anterior de este libro, reequilíbralo dedicándole un par de minutos al final de la jornada. Sopla el pito que da la note exacta correspondiente a ese chakra, mientras visualizas y sientes cómo se absorbe ese sonido en tu organismo.

6. Utiliza los sonidos y las vibraciones en combinación con el tacto etérico. Si se trata de curar a otra persona, y tras determinar cuál es el chakra desequilibrado, practica la imposición de manos mientras respiras rítmicamente. Al expulsar el aire, tararea o entona la nota correspondiente a ese chakra mientras proyectas la energía a través de las manos. Siente cómo se desplaza la vibración sonora por tu cuerpo. Para mayor eficacia puede utilizarse la técnica de entonación que veremos en el capítulo siguiente. Quizá queramos visualizar ese tono como un color mientras lo proyectamos mediante el tacto etérico, a fin de intensificar sus efectos.

Otras terapias energéticas: flores y gemas

Los elixires de las flores y de las gemas son «medicinas» energéticas. Su elaboración y su empleo se hallan al alcance de cualquiera. No existe ningún género de incompatibilidad con ninguna otra forma de medicación, tradicional o no, y atienden a funciones de carácter marcadamente dinámico en todo el proceso de curación holística.

- Ayudan individualmente a la comprensión de las enseñanzas que nos aporta una determinada enfermedad o malestar.
- Contribuyen al restablecimiento del equilibrio fisiológico, así como a reequilibrar los estados emocionales, mentales y espirituales que han conducido a la pérdida de la salud.
- Pueden utilizarse para acceder a nuevos planos de comprensión, y no solo en las cuestiones relacionadas con la salud, incluidos los estados de conciencia psíquica, creativa y espiritual y su integración con las circunstancias de nuestra vida material.
- Nos ayudan a sintonizar con nuestro medio ambiente. Debido a que se elaboran a partir de elementos provenientes de la naturaleza, su utilización nos ayuda a distinguir la delicada interrelación entre lo natural y lo humano.
- Contribuyen al ajuste y a la sintonía con nuestras energías más sutiles y su influencia sobre la vida física.
- Nos ayudan a desarrollar la conciencia *deva*, que es el conocimiento profundo de las pautas arquetípicas de energía que operan en la naturaleza y a través de ella. Son esas pautas las que hacen posible que cada flor, cada planta, cada mineral y cada

cristal crezcan hasta adoptar su forma específica, manteniéndose al mismo tiempo en armonía con la naturaleza y con la humanidad.

- Los elixires florales y de las gemas son catalizadores que activan la transformación de lo emocional, lo mental y lo espiritual haciendo posible su repercusión en lo físico. (Entiéndase que no actúan, digamos, dando un rodeo hacia lo físico, sino que se dirigen a las energías radicales que fundamentan y rodean el cuerpo material.)

Hacia los años treinta el londinense doctor Edward Bach abandonó su próspera consulta para dedicarse a la exploración y al desarrollo de remedios tomados del mundo vegetal y susceptibles de restaurar la vitalidad. Las flores se tomaron de diferentes especies vegetales y arbóreas a fin de elaborar preparados para el tratamiento de los estados mentales negativos. Se buscó ante todo la simplicidad; previamente a la elección del remedio floral adecuado se identificaban los estados de mente, temperamento o personalidad.

Bach descubrió los 38 remedios originarios ensayándolos consigo mismo. Era una persona hipersensible; poseía tan delicada sensibilidad, que con sólo tocar el capullo de una flor con la punta de la lengua llegaba a experimentar el estado mental exacto causado por aquella y si podía servir a efectos terapéuticos, corroborando su formación como homeópata y también el axioma primario de la «curación mediante los símiles».

A diferencia de la farmacopea tradicional o médica, los elixires florales no utilizan el material físico de las hierbas o plantas, sino que se extrae, mediante un sencillo procedimiento alquímico, la energía propia de la planta y que opera en ella. Los remedios florales son auténticamente «simples» como los llamaba el doctor Bach. En ningún caso pueden originar un malestar físico.

Emplean exclusivamente los más puros y bellos elementos naturales. Las plantas que entran en su composición no se cultivan sino que se dan espontáneamente en la naturaleza; cualquiera que las conozca puede buscarlas y hacerse con ellas. En condiciones ideales deben buscarse en los parajes naturales que no hayan sufrido la contaminación de compuesto químico alguno.

Los elixires florales y de gemas son absolutamente benignos, y tampoco perjudican tomados en combinación con otras medicaciones ya que no hay incompatibilidades. Bajo ninguna circunstancia puede producirse una sorpresa desagradable. Algunas veces he hablado con personas que se quejaban de ciertos efectos secundarios, entre los cuales el más habitual: «¡No soporto tanta energía!». Lo que procede en estos casos es invitar a un autoexamen con objeto de que el individuo comprenda las razones ocultas que tiene para estar enfermo, y si su voluntad de restablecerse es auténtica o no. Recordemos que tanto la enfermedad como nuestra reacción ante ella pueden enseñarnos algo. En el peor de los casos, estos remedios no surtirán ningún efecto; en el mejor, nos curarán y nos ilustrarán.

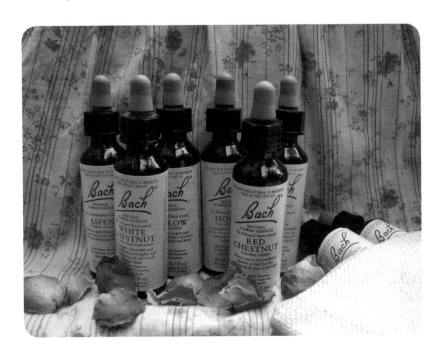

Las flores de Bach

Acebo: para los celos, el odio, la vengatividad; suscita el sentido de la compasión.

Achicoria: para la posesividad y el síndrome del mártir; enseña a saber dar y recibir.

Agrimonia: para el tormento interior que se oculta bajo una serenidad aparente; suscita la paz interior.

Agua de roca: para la inflexibilidad y la negación de sí mismo; despierta la flexibilidad, la espontaneidad y el aprecio a sí mismo.

Álamo temblón: para la ansiedad y las aprensiones; suscita la apertura a las experiencias nuevas.

Alerce: para la falta de seguridad y los sentimientos de inferioridad; despierta la autoconfianza y la expresión creativa.

Aulaga: para la desesperanza y el abatimiento; despierta la fe y la esperanza.

Avena silvestre: para la insatisfacción con lo alcanzado; despierta la claridad en la orientación vital.

Brezo: para el ensoberbecimiento y la incapacidad de escuchar; despierta el interés para con los demás y la capacidad para escuchar.

Brote de castaño: para evitar la repetición de los errores despertando la atención a las enseñanzas de la vida.

Castaño blanco o de Indias: para los pensamientos y preocupaciones indeseables; suscita la tranquilidad y sosiega el espíritu.

Castaño común: para la falta de perseverancia y el desánimo; suscita la fe por negros que sean los tiempos.

Castaño rojo: para el exceso de temor y ansiedad; fomenta el distanciamiento frío.

Centaura menor: para la voluntad débil; fortalece el fuero interno.

Cerasifera: para el temor a desmayos o colapsos; fomenta la valentía en situaciones de tensión.

Ceratostigma: para la inseguridad.

Clemátide: para el carácter soñador y la falta de atención; ayuda a cobrar fundamento y sentido práctico.

Escaramujo: para la apatía y la resignación; potencia el entusiasmo por la vida.

Escleranto: para la incertidumbre y la indecisión; facilita la estabilidad del criterio.

Genciana: para el desánimo y las dudas interiores; desarrolla la perseverancia y la confianza en sí mismo.

Haya: para el exceso de espíritu crítico; fomenta la aceptación y la tolerancia.

Hojaranzo: para la falta de energía ante las tareas cotidianas; suscita la confianza en la propia voluntad y capacidad.

Impaciencia, hierba de Sta. Catalina: para la impaciencia y la irritabilidad; fomenta la paciencia y la comprensión.

Leche de gallina: para todas las conmociones y traumas; facilita el restablecimiento posterior.

Madreselva: para la nostalgia o fascinación hacia el pasado; ayuda a desprendernos de él.

Manzano silvestre: para los sentimientos de impureza o vergüenza; despierta la armonía y la purificación interior.

Mímulo: para la aprensión y la timidez; fomenta el valor y la seguridad.

Mostaza silvestre: para la tristeza y la depresión; suscita la alegría y la tranquilidad mental.

Nogal: para las transiciones, los cambios, el exceso de sensibilidad; despierta la objetividad y la amplitud de miras.

Olivo: para el agotamiento mental/físico; renueva la vitalidad.

Olmo: para la sensación de inadecuación; fomenta la confianza en sí mismo.

Pino albar: para la sensación de culpabilidad y los remordimientos; facilita la aceptación positiva de sí mismo.

Roble albar: para la desesperación y el desvalimiento; despierta la perseverancia y el vigor.

Sauce: para el resentimiento y la amargura; despierta la aceptación de la responsabilidad y la indulgencia.

Tamarilla: para el terror y el pánico; despierta el valor necesario para trascender el yo.

Verbena: para el fanatismo y el entusiasmo desaforado; suscita la relajación y la moderación.

Vid: para el carácter dominante y la inflexibilidad; despierta la sensibilidad y el respeto en el mando.

Violeta de agua: para el exceso de orgullo y superioridad; inspira la humildad y el deseo de servir.

Se conocen tantas aplicaciones de los elixires como flores y gemas existen, ya que cada una de estas tiene su propia personalidad, es decir su frecuencia vibracional característica y sus propias pautas de energía. De donde resulta para cada una de ellas una función específica, única, en cuanto a sus efectos sobre el individuo. Así pues, conviene el estudio de las flores y de las gemas, de sus colores y sus formas, al objeto de determinar sus pautas de energía.

Son estas pautas energéticas lo que se infunde en un líquido, y luego este se emplea para alterar las pautas vibracionales del sujeto, o transmutarlas, o crear otras nuevas, de tal manera que se obtengan funciones o resultados concretos.

Cualquiera que sea la vía elegida para su administración, los elixires florales son benignos, aunque no siempre puede predecirse el camino que tomará su actividad terapéutica en cada individuo. Muchos experimentan inmediatamente sus efectos y acusan en seguida el alivio de las tensiones. Otros se hallan capacitados para enfrentarse a aquellos aspectos de su personalidad que coadyuvaron a que se manifestase una condición patológica. Algunos tardan hasta siete días en notar los efectos. Con independencia de las reacciones personales, un autoexamen siempre es de gran utilidad cuando se trabaja con los elixires florales y de gemas; a veces incluso será conveniente recurrir a los consejos de un terapeuta avezado.

Importa tener en cuenta la correspondencia entre la predisposición psicológica y las reacciones fisiológicas del organismo, para bien o para mal. Los elixires florales y de gemas nos ayudan a comprenderla. La curación no consiste sólo en eliminar una incomodidad o un sufrimiento físico; es también un ajuste de cuentas con respecto al significado de la dolencia. Los remedios citados estimulan oportunidades para este encuentro con nosotros mismos. Si queremos retornar a la verdadera salud es preciso que cambiemos. Por desgracia, muchos de nosotros somos refractarios al cambio. Los elixires abren la conciencia al yo superior eludiendo las resistencias y los bloqueos incorporados a la estructura de la personalidad; de esta manera se inicia el proceso de la curación holística.

En lo que sigue se hallarán varias listas de elixires florales y de gemas, sin pretensión alguna de exhaustividad, ya que los remedios florales disponibles, por ejemplo, son cientos. En cuanto a los cristales y las gemas, cada especie puede dar lugar a un elixir. Las descripciones que damos aquí de sus efectos y cualidades son mínimas y esquemáticas, pero esperamos que suficientes para despertar el interés del lector o lectora e inducir a la búsqueda de informaciones más completas en la bibliografía.

Otros remedios florales

Adormidera de California: para la intuición superior; ayuda a conectar con los reinos de la naturaleza y a percibir el aura.

Angélica: suscita la apertura a las intervenciones de los dominios espirituales y de las influencias angélicas.

Artemisa: suscita una mayor receptividad a la influencia espiritual y a la comprensión de los sueños; te ayuda a cobrar conciencia de tus energías psíquicas.

Caléndula: despierta el poder salutífero de las palabras.

Escrofularia: estimula la expresión artística y la creación intelectual.

Espliego: sedante para los nervios y para la hipersensibilidad a las experiencias parapsíquicas y espirituales.

Girasol: equilibra el ego y despierta la luz interior de la inspiración divina; ayuda a entender las capacidades anímicas.

Lirio: estimula la imaginación creativa y la inspiración; despierta las facultades artísticas.

Loto: para la inspiración, la intuición, la curación; amplifica los efectos de otras esencias.

Margarita: espiritualiza el intelecto; ayuda a ver el panorama completo.

Mata parda: facilita la experiencia de los niveles más profundos de la conciencia psíquica y la percepción a través de los sueños; ayuda a desintoxicar el sistema.

Milenrama: protección psíquica y frente a los excesos de la sensibilidad; vigoriza el aura; confiere claridad emocional; alivia tensiones.

Mirto: franquea el paso al guía divino; activa la capacidad para el sueño lúcido; multiplica las energías psíquicas y colabora a las experiencias extracorpóreas.

Romero: de utilidad para controlar las experiencias extracorpóreas; estimula las facultades mentales.

Rosa: despierta el amor y la inspiración; ayuda a entrar en sintonía con las jerarquías angélicas y con lo divino Femenino.

Rosa silvestre: para superar la apatía y para integrar lo espiritual con lo físico; tónico en casos de larga enfermedad.

Salvia: despierta el entendimiento a las experiencias del mundo interior; retrasa los procesos del envejecimiento; facilita la comprensión de las experiencias vitales.

Tulipán: aumenta la receptividad a los dominios espirituales y la influencia astrológica; despierta los aspectos femeninos de la imaginación y la intuición.

Violeta: sintoniza con los dominios de los espíritus; suscita cordialidad y mayor espiritualidad.

Zarzamora: para la manifestación de las inspiraciones creadoras y la apertura de nuevos niveles de la consciencia.

Cristales, gemas y minerales

Recientemente ha alcanzado gran difusión el empleo de cristales, gemas y minerales a fines de curación y espiritualidad superior. Son símbolo y a la vez fuente de pautas específicas de energía. El estudio de las propiedades básicas y las pautas energéticas de los cristales y los minerales suministra datos acerca de los elixires que se obtienen de ellos, ya que son dichas pautas de energía las que se transfieren al líquido.

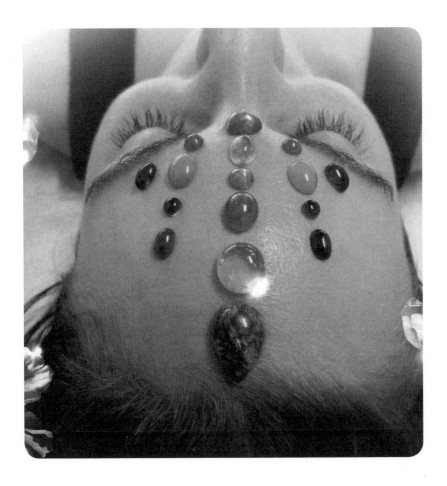

Chakra base

Cuarzo ahumado. Este elixir estimula, equilibra y purifica el chakra base. Canaliza hacia él las energías del chakra corona de manera que hallan expresión práctica en la vida física del individuo. Asimismo confiere fundamento a la expresión del amor. El elixir elaborado a partir del cuarzo ahumado potencia todo el campo áurico y ayuda a purificarlo de los residuos perjudiciales de energía que se han acumulado durante los contactos con otras personas y otros entornos.

Chakra del bazo

Carnalita (y la mayoría de las piedras de color anaranjado). Un elixir elaborado a partir de gemas anaranjadas ayuda a despertar las energías de la creación intelectual y artística poniéndolas a disposición de todos los aspectos de nuestro ser. Contribuye a despertar nuestra capacidad innata para manifestarnos. Utilizado en la meditación nos ayuda a definir nuestros objetivos y nuestras intenciones; además, activa las polaridades magnéticas, de manera que nos hace más capaces de atraernos las cosas. En las aplicaciones terapéuticas, alivia las afecciones relacionadas con el chakra esplénico; también puede utilizarse para extraer de los registros de vidas anteriores las informaciones que corresponden a una dolencia actual originada en una de aquellas.

Chakra del plexo solar

Cuarzo amarillo. El elixir de cuarzo amarillo coadyuva a equilibrar la mente racional y tiende puentes entre ella y los niveles superiores de la conciencia mental e intuitiva. En el plano fisiológico, influye sobre las correspondencias del plexo solar, sobre todo al aparato digestivo. Suscita una mayor sensación de paz, por cuanto alivia las tensiones. Como la carnalita, activa también las polaridades magnéticas del organismo y sus efectos son favorables a los meridianos yin. El elixir de cuarzo amarillo puede ayudarnos a ver con mayor claridad las metas superiores y la salud óptima, así como los caminos más idóneos para alcanzarlas.

Chakra cordial

Cuarzo rosa. El elixir de cuarzo rosa es un tónico suave, pero de enérgica acción curativa. Morigera la cólera y expulsa las emociones negativas que, en el plano del corazón, son susceptibles de crear problemas físicos de salud. Fomenta una mayor sensación de paz interior y de plenitud. También es eficaz contra las heridas interiores que provienen de hurgar en el pasado sobre cómo se dio y se recibió el amor. Puede utilizarse para la liberación emocional y para purificar los recuerdos sumergidos y otras energías que impiden el progreso indicado, por tanto, para todas las manifestaciones físicas de los problemas emocionales.

Malaquita (y todas las piedras verdes en general). Sus elixires suscitan la creatividad así como la energía y la aptitud para el cambio. Fomenta la revelación de los aspectos verdaderos, por lo que se utiliza en meditación para enfocar un problema concreto. Por cuanto promueve el crecimiento, el elixir de malaquita está contraindicado en todos los estados tumorales o cancerosos. En cambio, potencia la glándula timo y el sistema inmune. Fortalece y estimula el aura, por lo cual aporta nuevas oportunidades de crecimiento y de equilibrio.

Chakra de la garganta

Turquesa. El elixir de turquesa equilibra las expresiones emocionales y la originalidad creadora. Alivia todos los desequilibrios relacionados con el chakra de la garganta y es de particular eficacia para las afecciones respiratorias. Aumenta la sensibilidad y puede utilizarse como ayuda para estimular la creatividad y la clariaudiencia. Protege a quienes viven y trabajan en ambientes negativos, y se recomienda a los individuos que están demasiado pendientes, en el terreno emocional, de los problemas de otras personas. Promueve la curación en todos los planos.

Sodalita. La sodalita es un mineral que se presenta en forma de cristales de silicato sódico-aluminico y cloruro sódico, de color azul oscuro y de gran densidad, por lo que destaca la toma de fundamento entre sus propiedades, y la elaboración en forma de elixir favorece la profundidad de pensamiento así como la claridad mental. Ayuda a distinguir los hábitos del individuo que contribuyen a la manifestación de problemas físicos. Favorece la reacción inteligente a toda clase de situaciones y nos ayuda a lograr conclusiones lógicas en cuanto a nuestra salud y otras cuestiones.

Lapislázuli. El elixir elaborado a partir de esa piedra despeja la mente y el campo áurico. Indicado para romper los bloqueos subconscientes que impiden alcanzar niveles de conciencia más profundos y una salud más completa. Coadyuva en el desarrollo de las facultades telepáticas y nos facilita el entendimiento de lo que debemos hacer físicamente para despejar nuestro camino espiritual. De eficacia positiva para todos los estados asociados con el chakra frontal.

Fluorita. Es también un elixir excelente para el chakra frontal y todos los estados que guardan correspondencia con este. Sus aplicaciones se caracterizan por la multidimensionalidad. Suscita en el aura un patrón de energía más potente, que permitirá descubrir nuevas oportunidades. Puede ayudarnos a comprender las causas metafísicas de nuestros problemas físicos. Equilibra las polaridades del organismo, por lo que se usa eficazmente con el tratamiento de los meridianos para restablecer el equilibrio entre yin y yang. Asimismo, equilibra los hemisferios cerebrales y las sinapsis nerviosas que los conectan. La fluorita azul fomenta el sosiego mental. La fluorita púrpura en elixir despierta nuestros aspectos devocionales, de manera que facilita la comunicación física con la divinidad. El elixir de fluorita amarilla sirve para comprender mejor las experiencias vitales y sus repercusiones sobre nuestra salud. El elixir de fluorita blanca purifica a todos los niveles y nos ayuda a establecer la unión de nuestras energías creativas propias con las del universo, lo cual facilita el restablecimiento de la salud.

Chakra corona

Amatista. Las amatistas proporcionan elixires excelentes, que depuran y limpian en todos los planos. En muchos sentidos actúan como los depuradores sanguíneos en lo físico. Universalmente indicados para toda clase de dolencias y malestares. Despiertan el entendimiento y la intuición cuando los utilizamos para favorecer la meditación, sobre todo si esta versa sobre cuestiones de salud. También fomentan un mayor sentido de humildad, y se usan para vencer temores. Pueden franquear la capacidad de proyección astral consciente.

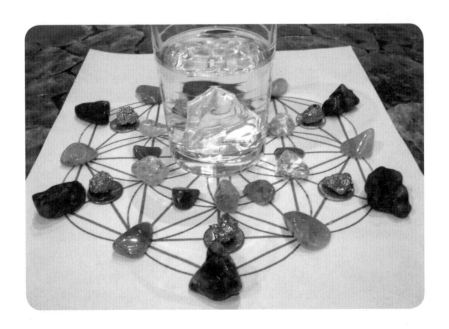

Otros elixires de gemas importantes

__Cuarzo incoloro.__ Este elixir potenciará los efectos de todos los demás elixires florales y de gemas. Eficaz para equilibrar todos los centros chákricos y transmitirles energía, y como tónico general. Suscita la profundidad espiritual y nos ayuda a expresarla en el plano físico. Equilibra y potencia el aura. Es uno de los más simples y poderosos de entre los elixires que se elaboran en recipientes del cristal elegido.

__Feldespato.__ Un elixir de feldespato surtirá efectos beneficiosos prácticamente para todos los humanos. Despierta y equilibra las energías femeninas, y puesto que nos hallamos en un planeta femenino, es fundamental para toda vida. Sosiega las emociones y nos ayuda a progresar de las expresiones emocionales inferiores a otras aspiraciones más elevadas. También preserva nuestro equilibrio cuando transitamos hacia nuevos umbrales de desarrollo psíquico y espiritual. En la mujer, contribuye a facilitar el ciclo menstrual, por cuanto equilibra todas las hormonas y los órganos de la feminidad. En el hombre, ayuda a reconocer y expresar las energías femeninas. Aporta serenidad mental.

Inciensos y aceites esenciales

Los óleos y el incienso suministran algunos de los medios más bellos y más eficaces para elevar o modificar nuestros niveles vibracionales, sea en el plano físico, sea en otros. Cuando aprendemos a utilizar la energía vibracional de las fragancias, inauguramos una nueva fuente de recursos de energía y potencia que van a permitirnos la manifestación de un grado superior de salud, y ello gracias a procedimientos en modo alguno complicados ni esotéricos.

Alrededor de cada uno de nosotros se extiende un campo de energía individual, llamado el aura. La modulación externa de este campo áurico permite suscitar reacciones orgánicas internas; es una respuesta energética por simpatía que puede aprovecharse para diversas manifestaciones en lo tocante a la salud, pero no sólo en este aspecto. La fragancia, como el color, el sonido y el pensamiento, es una fuerza vibracional con la que fácilmente podemos familiarizarnos. Son tres los principios de la energía vibracional que hallan una demostración patente a través del uso de las fragancias. El primero ha sido explicado ya, y es que toda energía sigue al pensamiento. Cuando enfocamos nuestros pensamientos enfocamos una energía de frecuencia determinada; cuando los dirigimos hacia otro foco que se halle en armonía con aquellos, esa energía se potencia y amplifica, permitiendo lograr un mayor dinamismo. A su vez ella favorece la concentración del pensamiento.

De este principio deriva otro, llamado por algunos la Ley de las Correspondencias: «Todo lo que está arriba también está abajo; todo lo que está abajo está arriba». Lo que hacemos a un nivel nos afecta a todos los niveles. Existe en algún punto una resonancia entre todas las cosas y todas las expresiones de la energía. Las vibraciones que enfocamos con nuestro pensamiento y amplificamos mediante otros métodos vibracionales (es decir, el color, el sonido, los elixires, las fragancias, etc.) irán en busca de otras vibraciones similares, bien se hallen fuera del cuerpo, o bien formen parte de las pautas de este, desencadenando la respuesta de estas.

De lo expuesto sobre el segundo principio resulta el tercero, llamado a veces la *Ley de Atracción*, la que dice que «los símiles se atraen mutuamente». El cuerpo es un microcosmos, de ahí que sea posible la utilización de una fragancia para obtener un impacto sobre el aura y dirigir hacia lo interior las pautas de energía necesarias. De esta manera se refuerza un sistema, un órgano, o una función corporal. O también se consigue la apertura de nuestra creatividad, de nuestra intuición, si sabemos qué fuerzas son las idóneas para suscitar esa respuesta. En el próximo capítulo detallamos más de una treintena de fragancias (fuerzas aromáticas) que se usan para estimular una mayor salud de mente y cuerpo.

Aprendamos a emplear los óleos y los inciensos para crear a nuestro alrededor un campo de energía fuerte y vibrante. Utilízalos para restablecer la salud y el equilibrio, y aplícalos para cobrar conciencia de tus capacidades innatas.

Cualquier óleo y cualquier incienso modifican la frecuencia vibracional del medio ambiente y del individuo con arreglo a sus propiedades exclusivas; la influencia se dirige principalmente a los campos energéticos etérico, astral y mental del individuo.

Tradicionalmente se han empleado los óleos y los inciensos para contrarrestar los efectos de las dolencias y afecciones, tanto físicas como emocionales, mentales o espirituales. Algunos óleos destruyen las bacterias y otros microorganismos del aire, las paredes o el organismo humano. El aroma penetra en este, fundamentalmente, por vía de los nervios olfativos, y establece conexión con el chakra frontal y la glándula pituitaria, la que controla todo el sistema endocrino.

La resonancia entre el aroma y el individuo no siempre se produce de manera inmediata, pero si perseveramos y utilizamos repetidamente esa fragancia, es posible que logremos establecerla. Sucede así porque, si bien toda fragancia tiene la propiedad de resonar con algún aspecto de nuestro sistema energético, al principio y sobre todo en el plano de las energías físicas el efecto se nos antoja discordante y perturbador.

Los inciensos

La mayoría de los inciensos tradicionales se elaboran a partir de cortezas y hierbas secas. Cada uno de ellos tiene sus características específicas. En este libro no será posible dar una relación exhaustiva, pero remitimos a las fuentes bibliográficas para una información más completa. El incienso es un coadyuvante magnífico para cualquier forma de elevación de la conciencia. Es muy antigua la creencia de que determinados ángeles se sienten atraídos por los aromas de los diferentes inciensos. Cuando estos se queman y suben las volutas de humo, al mismo tiempo se elevan los pensamientos y las oraciones del individuo pudiendo alcanzar así los dominios angélicos.

En las aplicaciones terapéuticas, el incienso se utiliza para purificar las auras, para abrir o estimular la actividad de los meridianos y para solicitar ayudas espirituales que favorezcan el proceso de la curación. Fundamentalmente se distinguen dos tipos de inciensos:

- Los activos: Son de efectos dominantes y estimulantes. Suelen usarse en las ceremonias de invocación ritual y materialización mediúmnica. Elevan los niveles energéticos y la conciencia individual. Se recomiendan los inciensos activos a las personas cuyos problemas de salud derivan de un metabolismo perezoso y excesivamente lento. Estimulan los meridianos yang. El incienso propiamente dicho, la salvia y los inciensos elaborados a partir de las diferentes especies de menta son ejemplos de esta categoría.
- Los pasivos: Son los de tipo relajante y sedante. Suscitan la apertura de la personalidad. Estimulan las cualidades magnéticas o yin del

individuo. Favorecen la exploración interior facilitando la localización de los desequilibrios durante las sesiones de meditación terapéutica. Calman y atenúan los estados inflamatorios, y restablecen el ritmo normal en los casos de hiperactividad del metabolismo. Los inciensos a base de sándalo, rosa y pachulí son ejemplos de aromas pasivos.

• Para algunas personas el empleo del incienso no es más que un ingrediente de cualquier meditación, ritual o actividad sanadora; otros, en cambio, lo consideran parte integrante de la propia actividad. De hecho sus aplicaciones son múltiples:

• Se emplean para enmascarar o neutralizar los olores desagradables. Por esta razón se utilizaban antiguamente en los ritos funerarios previos a la inhumación del difunto. Decía Confucio que así como las velas iluminan el corazón del hombre, el incienso perfuma los malos olores.

• Los aromas agradables se consideran atractivos para diversas divinidades o fuerzas divinas.

• El incienso es también un medio para la oración; al elevarse el humo transporta las intenciones del orante hacía lo Divino.

• El incienso crea un ambiente propicio a la curación y a la resonancia con las fuerzas que atraen a las entidades superiores. Los indios americanos practicaban sahumerios en el decurso de sus ritos espirituales como medio para purificar el entorno y las auras de los participantes.

• Se utilizan igualmente en el tratamiento de las afecciones, por cuanto purifican el aura y modulan la actividad de los meridianos corporales.

• Sirven para facilitar la meditación y la introducción en los estados superiores de la conciencia.

• Se han empleado también para recibir revelaciones espirituales, concitar afectos, ganar amistades, solicitar el éxito en los negocios, e incluso para favorecer la proyección astral. Gracias a ellos puede mejorarse prácticamente cualquier actividad humana.

Comúnmente los inciensos se presentan y utilizan en forma de varillas para quemar. Algunas formulaciones baratas incluyen todavía ciertos elementos tóxicos, de manera que al quemarlos se liberan las toxinas. Los fabricantes responsables hacen constar en los envoltorios que sus inciensos son exentos de sustancias tóxicas y se elaboran exclusivamente a partir de elementos naturales. Otro procedimiento consiste en echar sobre brasas de carbón las cortezas vegetales, hierbas secas o preparaciones en polvo. En este caso los efectos no son tan duraderos como los de las varillas, pero muchas veces se obtienen fragancias más auténticas y aromas de mayor intensidad.

Lo más sencillo es dejar que se queme el incienso en la habitación donde trabajas. También se suele aventar el humo sobre el propio cuerpo, como si nos bañásemos en él, para aplicaciones de un orden más íntimo. Los usos terapéuticos del incienso requieren cierta medida de experimentación, pero precisamente gracias a ello resultan más variados y agradables.

Los aceites esenciales

También el empleo de los óleos esenciales a las más diversas finalidades se remite a una venerable antigüedad. Entre dichas aplicaciones figura en primer lugar la terapéutica, ya que tienen eficacia dinámica en orden al restablecimiento y preservación de la salud corporal. En segundo lugar citaremos la elevación espiritual que suscitan en el individuo bien predispuesto. Modifican el aura del sujeto, influyen sobre los sistemas energéticos internos y afectan al entorno con arreglo a las cualidades y características propias de cada tipo de óleo.

Los óleos han sido empleados asimismo en el proceso de preparación funeraria. Se trataba de ayudar a la obra normal de la naturaleza, de liberar al organismo de las influencias inferiores y abrirlo a las superiores. Se ungía el cuerpo, y especialmente los centros energéticos de los chakras, con determinados óleos destinados a sellar aquellos para que otras entidades no pudieran invadirlos después de la muerte.

La mayoría de los aceites esenciales se obtienen mediante un complejo proceso de destilación. Son muy potentes e intoxicantes, y constituyen una importante faceta de la medicina holistica llamada la aromaterapia. La utilidad principal de los óleos a lo largo de la historia y aun hoy es la de proporcionar alivio a los que padecen diversas dolencias.

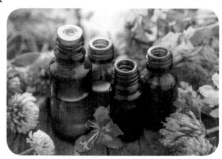

Los aceites esenciales se clasifican, por su fragancia, en «gama baja» y «gama alta». Las fragancias de gama baja son las pesadas, espesas, intensas y telúricas. Su eficacia para inducir cambios no es tan rápida como la de las fragancias de gama alta, pero los efectos son más duraderos. Suelen recomendarse a las personas hiperactivas.

Las fragancias de gama alta son ligeras, aéreas y dulces. Actúan con rapidez pero también se disipan y evaporan más pronto. Sus efectos no son tan duraderos. Cuando se usan en combinación con otras fragancias, las de gama alta, como son más volátiles, suelen predominar. Se recomiendan a los sujetos tardos y a los perezosos.

Las combinaciones son, en efecto, muy utilizadas en el trabajo con los aceites esenciales. Mezcla y combina las fragancias de gama baja con las de gama alta; es agradable y te servirá para averiguar la combinación, la fragancia ideal para ti, la que te resulta más beneficiosa.

Cómo utilizar los aceites esenciales

1. Son muy potentes. En consecuencia, te abstendrás ante todo de meter la nariz para inhalar a fondo tan pronto como hayas destapado el frasco. Si lo hicieras quemarías tu nervio olfativo. Humedece un algodón y acércalo con precauciones a la nariz. Otro procedimiento consiste en destapar el frasco y aventar con la mano el aroma hacia ti. Después de olfatear varias fragancias seguidas probablemente se te entumecerá el sentido.

2. También se utilizar para perfumar. Atención, no obstante, ya que muchos aceites esenciales queman e irritan la piel debido a su gran concentración. En consecuencia, para emplearlos como perfume hay que diluirlos; hecho esto, se ensayará con una gota sobre la cara anterior del antebrazo antes de utilizar el producto en ninguna región sensible.

3. Para dar masajes en una región afectada: una sola gota, preferiblemente diluida.

4. Diluir una gota en un recipiente pequeño con agua y dar masajes a lo largo del recorrido de aquel meridiano que guarde correspondencia con ese aroma.

5. Los aceites esenciales suelen ser desinfectantes poderosos; pueden utilizarse como antibacterianos diluyéndolos en el agua para fregar suelos y paredes o lavar prendas de ropa, etc.

6. Bañarse en agua que contenga esencias es sedante además de curativo, echando como máximo medio tapón en la bañera llena. De este modo la fragancia entra en contacto con todo tu cuerpo, y absorberás el aroma y su energía en toda su plenitud.

7. Se emplean los aceites esenciales en frascos vaporizadores o recipientes ambientadores para llenar una estancia de aroma durante largo tiempo.

8. También puedes llenar un cuenco de agua, echar una gota o dos de aceite esencial y colocar el recipiente al lado de tu cama. De esta manera te sometes al tratamiento de aromaterapia durante el sueño.

9. En la actualidad se dispone de ambientadores muy perfeccionados que difunden continuamente el aroma durante largos períodos, gastando sólo una o dos gotas de aceite. Aunque costosos, consumen menos esencia que los demás procedimientos.

10. Deposita una gota o dos sobre una bombilla. Al encender la luz la bombilla se calentará y difundirá el aroma en toda la habitación.

El empleo de un aceite esencial es un procedimiento dinámico para crear un ambiente o un tono; según la elección de la fragancia, promueve un ambiente festivo, serio, alegre, o terapéutico. Tengo averiguado que son útiles para entonar las energías con vistas a una curación. Por lo general, cuando me dispongo a recibir a una persona –sea para una curación, sea para una consulta sobre sus asuntos– previamente difundo una fragancia apropiada en función de los problemas que se van a tratar. De esta manera, tan pronto como se presenta el sujeto la energía del aroma entra en interacción con su aura y se establece una frecuencia vibracional determinada, lo cual facilita sobremanera mi trabajo.

Los aceites son instrumentos dinámicos, pero también son agradables. Mientras nos dedicamos a formular y mezclar combinaciones en busca de la más adecuada para nosotros, no sólo recibimos los maravillosos efectos de esas fragancias sino que al mismo tiempo cobramos mayor confianza en nosotros mismos, sabiendo que estamos haciendo algo práctico para ayudarnos.

Una técnica sencilla para ungir

Cuando impartimos una bendición, o administramos una terapia mediante la unción con un óleo, la disposición mental y sobre todo la sinceridad son de gran importancia. Bien se trate de ungir a un enfermo o de ayudar a quien desea expulsar energías negativas, ante todo hay que decidir cuál será el aceite más beneficioso. Para ello, procedemos a un análisis de las actitudes, las emociones o los malestares físicos, y determinaremos el chakra probablemente más afectado (o los chakras), lo cual sugerirá la utilización de uno o varios aceites. Lo demás es sencillo:

1. Para empezar, nos preparamos nosotros mismos mediante una relajación progresiva, hasta estar seguros de que nos hallamos bien equilibrados y centrados.

2. Purificamos el ambiente antes de que se presente el sujeto, bien sea realizando sahumerios con un incienso fuerte y purificador, o perfumando el entorno por cualquiera de los métodos anteriormente descritos. En seguida preparamos la batería de fragancias y un número suficiente de bolas de algodón hidrófilo limpias.

3. Cuando se presente el sujeto, haremos que se acueste boca arriba, que cierre los ojos y que efectúe varias respiraciones largas y profundas. Cuando empiece a relajarse, le dirigiremos la palabra, hablándole con suavidad para explicarle lo que nos disponemos a hacer y cuáles van a ser las fragancias utilizadas. Es importante eliminar todo residuo de ansiedad antes de ponernos a trabajar sobre el individuo.

4. Iniciamos nuestra propia respiración rítmica. Visualiza y siente cómo te llenas de energía dinámica, de virtud terapéutica, energía que transmitirás mediante la unción que además amplificará sus efectos.

5. Sujetando el algodón con una mano, entre el pulgar y el dedo de Saturno (el medio), lo empapamos de aceite y ungimos la región afectada, que puede ser una parte determinada del cuerpo o el centro chákrico correspondiente.

Hay varios procedimientos para efectuar esta unción, a elegir según nos parezca más idóneo para la ocasión, o habiendo adoptado el que mejor conviene al terapeuta:
- Ungir la parte trazando pequeños círculos en el sentido de las agujas del reloj.
- Trazar el recorrido del meridiano resiguiéndolo con el algodón.
- Si hemos decidido concentrar nuestra acción sobre un chakra, tal vez preferiremos trazar sobre esa parte del cuerpo la figura geométrica que le corresponde (véase en el capítulo noveno la referencia sobre las figuras geométricas).

6. En el caso ideal la unción debe realizarse directamente sobre la región corporal afectada. Según la persona, o las exigencias del decoro, etc., puede hacerse también a través de la ropa.

7. Una vez ungida la zona concreta quizá queramos terminar la sesión ungiendo los siete centros chákricos. Todo esto puede combinarse con la entonación, la aplicación del color y el tacto etérico, según consideremos necesario.

Fragancias terapéuticas más comunes

A continuación se relacionan algunas de las fragancias más eficaces a efectos de purificación y curación. Se hallan en forma de inciensos y de aceites esenciales. Las descripciones no deben interpretarse como prescripciones; nos limitamos a explicar los usos tradicionales de estas esencias, y deben interpretarse a título orientativo para apoyar tu propia investigación de las terapias vibracionales mediante el sentido del olfato.

Almizcle: La disciplina espiritual de los antiguos egipcios y persas utilizaba el almizcle para purificar los pulmones y la corriente sanguínea. Activa los chakras menores de manos y pies y fomenta el aplomo y la seguridad en uno mismo. Destaca su influencia sobre los chakras base y esplénico, así como sobre el meridiano de la concepción. Potencia las energías sexuales, nutre la kundalini e inicia su ascensión hacia los centros superiores.

Azahar: Esta fragancia ayuda a paliar los traumas emocionales que originan afecciones crónicas. Aporta claridad y calma en las situaciones de sobreexcitación. Se utiliza para fomentar sueños que diluciden los temores y las dudas. Equilibra y abre el chakra del bazo, y alivia todas las obsesiones.

Baya de laurel: Equilibra los chakras esplénico y del corazón, por lo que alivia las emociones y las dolencias resultantes de la emotividad desequilibrada. Ayuda a coordinar los cuerpos astral y mental con el organismo físico, sobre todo en tiempos de gran turbación y desorden. Sosiega todo el campo áurico y disipa las aprensiones relativas al dinero y los negocios.

Camomila: La fragancia de camomila potencia todo el sistema nervioso. Vigoriza el aparato respiratorio, el sistema endocrino y el meridiano del riñón. Ayuda a desahogar la tensión emocional causante de muchos problemas físicos. Calmante gástrico, se utiliza eficazmente para ungir el meridiano del estómago. Recomendado para los cólicos de los niños. Ayuda a equilibrar las polaridades en los flujos de los meridianos. Esta fragancia posee muchas de las propiedades de la hierba en sí como tranquilizante y digestiva. Protege el campo energético. Como planta herbácea de la familia de las compuestas, no se administrará a los alérgicos sin las debidas precauciones.

Cinamomo: Amplifica los efectos de casi todas las fragancias y de los inciensos. Mezclado con el sándalo favorece la meditación profunda. Coadyuva a la curación en todos los niveles, actuando principalmente sobre los meridianos yang. Es bueno que la tengan a mano los que necesitan protección psíquica.

Citronela: Es un aceite esencial protector, que vigoriza el campo áurico. Son intensos sus efectos sobre el chakra de la garganta y todas las afecciones asociadas. Puede utilizarse para estimular la expresión y la comunicación, sobre todo por parte de las personas que tienen dificultad para expresar sus sentimientos.

Clavel: Es una de las fragancias terapéuticas más antiguas y poderosas. Se usaba para ungir la cabeza de los enfermos al objeto de abreviar la convalecencia. Estimula el metabolismo entero y los flujos de energía en todo el cuerpo. Equilibra temporalmente todos los meridianos eliminando los posibles bloqueos. Como tónico, esta fragancia es excelente porque colabora al restablecimiento de las energías después de la fatiga agotadora. Fortalece el aura, mejorando nuestra inmunidad a las energías externas. En tiempos de Isabel de Inglaterra lo lucían como talismán los temerosos de una muerte prematura en el patíbulo.

Clavo: Hasta el siglo XIX se mantuvo la costumbre de añadir clavo al agua de la colada para combatir el bacilo de la tuberculosis. Es fuertemente antiséptico. Equilibra las energías esplénica y cordial, cuya distribución regulariza. También es bueno para la memoria, la vista y las tensiones musculares o nerviosas. En tiempos se usaba para invocar protección y exorcizar. Su fragancia conforta a los afligidos.

Espliego: Es una hierba que siempre ha gozado de gran prestigio mágico, en especial como protectora frente a los tratos crueles infligidos por los cónyuges. Desde luego, no debería faltar en ningún hogar, aunque sólo fuese por sus propiedades curativas. Relajante de uso general, elimina tensiones y por tanto reviste eficacia contra los dolores de cabeza, el insomnio, los dolores articulares y musculares, las neuralgias, el dolor de muelas, el reuma y las depresiones. Activa el chakra corona y potencia la actividad de la *medulla oblongata*, lo cual favorece la lucidez mental. Purifica todos los meridianos, por lo que se recomienda para el recorrido genérico de estos, como ha quedado descrito en un capítulo anterior de este libro. Capaz de inaugurar estados visionarios, ayuda a restablecer el equilibrio emocional. En la meditación es muy útil cuando se trata de precisar los bloqueos o los conflictos emocionales que originan un problema de salud. Máxima eficacia cuando se usa para el baño.

Eucalipto: Aceite dinámico de gran eficacia terapéutica que no debería faltar en ningún hogar. Tiene poderoso efecto sobre todos los meridianos yin. Por su cualidad penetrante, es eficaz frente a las afecciones pulmonares, renales, hepáticas y de las vías nasales. Se emplea para tratar el asma, la ictericia y las sinusitis. Contribuye a las funciones desintoxicadoras del aparato excretor. Equilibra el chakra cordial y estimula el sistema inmune. De gran utilidad para dispersar rencores y hostilidades. Fortalece los meridianos y potencia la actividad de otros remedios vibracionales. Ayuda a combatir las anomalías del sueño. Unas gotas en un recipiente lleno de agua aliviarán las pesadillas y ayudarán a tranquilizar y reequilibrar las emociones.

Flor de manzano: Esta fragancia sosiega las emociones. Promueve la felicidad y un aura de éxito, y fomenta todos los aspectos de la curación. Purifica el cuerpo astral y coadyuva al descubrimiento de los problemas físicos que se manifiestan a través de expresiones inadecuadas del amor. En la meditación es útil para entrar en relación con el unicornio, el cual, como cuenta la leyenda, vive debajo del manzano.

Frangipani: Esta fragancia fortalece el aura de manera que los demás ven en nosotros una actitud de mayor aplomo. Facilita la apertura del chakra de la garganta y por tanto la disposición a hablar, compartir confidencias, etc. Equilibra temporalmente las polaridades de los meridianos, y proporciona excelentes resultados para la meditación.

Gardenia: Esta fragancia fortalece el aura de tal manera que evita que los demás nos causen conflictos en nuestra vida. La recomiendo a los sanadores, consejeros, etc., para que les ayude a evitar una intromisión excesiva en los problemas de otras personas, sobre todo en el plano de la emotividad. Confiere estabilidad a los que trabajan con personas emocionalmente muy perturbadas. Contribuye a rechazar la negatividad, evitando así las manifestaciones de esta en el organismo físico. Posee una vibración espiritual de orden muy elevado, por lo que sirve para conectar al individuo con los espíritus de la naturaleza. Desarrolla también las facultades telepáticas.

Glicina: Ha sido muy utilizada por ocultistas y sanadores para estimular las vibraciones favorables durante la preparación de sus trabajos. Esta fragancia activa los centros del corazón y de la garganta, fortalece la voluntad y vigoriza el sistema inmune, con lo cual ayuda a superar las afecciones. Solía añadirse al agua destinada a las abluciones colectivas, con el fin de estimular los sentimientos positivos de los participantes. En la meditación se utiliza para decidir acerca de lo que debe hacerse, cualesquiera que sean las circunstancias. Estimula todos los meridianos y contrarresta los desequilibrios de los cuerpos sutiles. Sedante y estabilizante para los sistemas nervioso y circulatorio. Antaño recibió el nombre de ((éxtasis del poeta. por cuanto facilita la expresión creativa y nos abre a las percepciones e inspiraciones espirituales. Puede utilizarse para la iluminación superior en cualquier plano, sin exceptuar las cuestiones de salud.

Gualteria: Conocida como la fragancia que rompe conjuros, sirve temporalmente para el ajuste entre las energías sutiles y las físicas. Influjo equilibrador sobre el chakra del bazo, el del plexo solar y el del corazón. Ayuda a desarrollar actitudes más positivas y la capacidad para enfrentarse con estas dificultades, y en este sentido contribuye a evitar o eliminar problemas de salud.

Incienso: La madera de incienso suministra la tradicional fragancia sagrada. Se utilizó con frecuencia para ungir a los enfermos y purificar el entorno físico así como las auras. En efecto es depurador y como tal sirve para aventar las obsesiones y hallar el mejor modo de eliminarlas. Se usa para inducir una visión más potente de la salud. Afecta al chakra corona y a todos los estados que guardan correspondencia con este. **Jacinto:** Esta fragancia es beneficiosa para el meridiano de la concepción. Alivia las penas y las depresiones, y equilibra los chakras esplénico y base, así como todos los estados que guardan relación con estos: Se aconseja también para equilibrar temporalmente los meridianos yin y yang del organismo, para aliviar el insomnio e incluso para hacer más llevaderos los dolores del parto.

Jazmín: Fragancia que los antiguos persas tenían por sagrada, eleva la autoestima y ejerce poderosa influencia sobre el chakra cordial y el meridiano del corazón. Aconsejado para las afecciones nasales y pulmonares. Mejora el sentido del olfato, de manera que se recomienda a todo el que piense dedicarse con asiduidad a la aromaterapia. Estimula la claridad mental y el sentido práctico. Facilita los partos y, en un sentido más amplio, los períodos de grandes transformaciones.

Laurel: Esta fragancia es muy penetrante. Recomendada para las afecciones pulmonares, por cuanto actúa sobre el meridiano del pulmón. Sanea y equilibra los chakras cordial y de la garganta, así como todos los estados asociados con estos. Eficaz en el tratamiento de los resfriados, es muy antiséptica y descongestionante.

Lila: Poderosa fragancia curativa, equilibra y coordina los siete chakras principales. Fomenta la claridad mental y relaja los músculos así como los pinzamientos nerviosos. Ejerce influencia dinámica sobre el meridiano gobernador, la columna vertebral, la estabilidad y la postura corporal. Es también una fragancia poderosa cuando se quiere acceder a los dominios de las hadas, sobre todo en colaboración con los elixires florales o de gemas. Se usa para facilitar la rememoración de vidas pasadas, especialmente cuando estas han afectado a la condición actual de la salud. Estimula la memoria y la clarividencia.

Limón: La fragancia del limón sirvió tradicionalmente a los médiums deseosos de concitar la presencia de espíritus propicios. Favorece la claridad de pensamiento, y ejerce poderosa influencia sobre todas las energías mentales, equilibrándolas. Es una fragancia potente para su empleo en conjunción con cualquier operación de cromaterapia. Como tal, posee además gran influjo sobre el chakra del plexo solar y todos los estados asociados. Fomenta la relajación general de tensiones, sobre todo en el aspecto muscular, y purifica el sistema linfático. Tiene poderoso efecto vigorizador sobre todos los meridianos del organismo. Añádase al agua del lavado para eliminar toda negatividad; es un bactericida eficacísimo y puede estimular los leucocitos.

Madreselva: Esta fragancia fortalece los chakras frontal y corona. De utilidad ante problemas de memoria. Equilibra los hemisferios cerebrales y favorece la flexibilidad, tanto física como emotiva y mental. Ayuda a desarrollar las facultades psíquicas superiores.

Magnolia: Esta fragancia tiene virtud estimulante y equilibradora sobre los chakras cordial y de la garganta, como también influye en todos los estados y órganos que guardan correspondencia con aquellos. Aplicada sobre la cabeza durante la meditación ayudará al desarrollo psíquico y en particular a la facultad de hallar objetos perdidos.

Menta piperita: Como hierbas medicinales las mentas han sido llamadas por algunos «amigas de la vida». Cultivadas en interior, purifican el ambiente y le proporcionan energía. La fragancia de menta piperita despeja la congestión del aura, debida a las trazas que acumulamos al permanecer en contacto con las energías exteriores. Dirige el flujo de la kundalini a través de los meridianos gobernador y de la concepción. La fragancia de menta piperita es un antiespasmódico. Refresca la mente, y la estimula. Nos ayuda a superar la fatiga. Indicada también para los estados asmáticos, las bronquitis y las indigestiones.

Narciso: Esta fragancia puede llegar a ser estupefaciente o «narcótica». Es muy relajante y se recomienda en particular a los que experimentan dificultad en sosegar sus engranajes mentales al término de la jornada. Relaja el hemisferio cerebral izquierdo y por consiguiente contribuye a paliar el insomnio. Sedante y relajante.

Nuez moscada: En tanto que remedio vegetal, la cáscara de la nuez moscada tiene propiedades alucinógenas. Como fragancia, estimula el aparato digestivo, en particular el estómago y los meridianos intestinales. Sirve para aliviar los estados diarreicos, y se ha utilizado también en el tratamiento del reumatismo y de los enfriamientos.

Pachulí: El pachulí equilibra y estimula los meridianos yin del cuerpo. De efecto equilibrador sobre el chakra base, el del bazo y todas las condiciones asociadas. Pone estos dos centros inferiores en sintonía con el chakra cordial, lo cual induce mayor energía vital. El pachulí apacigua las emociones y las discordias; por tanto, es útil el empleo de esa fragancia en los entornos polémicos o conflictivos. Son conocidos sus efectos afrodisíacos, en parte debidos a su efecto sobre las energías femeninas del organismo. Calmante en casos de melancolía o bulimia (apetito desaforado).

Poleo menta: Esta fragancia calma las náuseas, las cefalalgias, los dolores menstruales, los estados de hipersensibilidad nerviosa y las afecciones de la piel. Poderosa protectora del aura, por cuanto repele los pensamientos negativos y las expresiones negativas de otras personas. Fortifica los chakras esplénico y del plexo solar, y es beneficiosa también para el meridiano de la concepción y el meridiano gobernador.

Romero: En la antigua Inglaterra, durante la celebración de la Navidad, esta hierba solía ofrecerse en regalo a los espíritus de los bosques y otras entidades amigables. Como fragancia, tiene gran poder para limpiar la mente de telarañas. Activa y equilibra el chakra del plexo solar, aunque también estimula el chakra frontal y el chakra corona, por lo que confiere la paz interior. Aporta claridad a la mente y moderación a las energías emocionales. La hierba seca se echa sobre las brasas durante la meditación bajo la creencia de que abre las vías del conocimiento y nos proporciona las enseñanzas que deseamos.

Rosa: Es la reina de las flores que utilizan los perfumistas. En la mitología fue regalada por Cupido al dios del silencio, a cambio de la promesa de no revelar los amores entre Venus y Adonis. Por eso se pintaban rosas en los frisos de las paredes y en los techos de las salas de banquete, para recordar a los comensales que no divulgasen fuera de allí lo que se dijese durante la celebración. Como fragancia terapéutica, activa y modera todos los meridianos yin, en particular el del corazón. Su efecto sobre el chakra cordial es potente, y también equilibra los meridianos gobernador y de la concepción. Usada para ungir la cabeza, activa el chakra corona induciendo más capacidad amorosa y curativa. Se usa para multiplicar los efectos de cualquier otra modalidad terapéutica.

Salvia: Es una fragancia de poderosa acción purificadora y equilibradora, bien sea usada como incienso o en forma de aceite esencial. Dilata el aura permitiendo un mayor caudal de energía espiritual hacia lo físico, al tiempo que confiere fundamento a este nivel y lo protege para evitar desequilibrios. Despierta las facultades de percepción extrasensorial y relaja las tensiones acumuladas en el organismo. Potencia el aparato digestivo y activa el chakra del corazón así como el del plexo solar. Es un buen tónico general para todo el sistema de los meridianos.

Sándalo: Esta antigua y poderosa fragancia equilibra y estimula todos los meridianos yin del organismo. Como aceite esencial, tiene potente eficacia terapéutica, sobre todo cuando se aplica mediante fricciones en la región afectada. Los individuos que practican la imposición de manos en cualquiera de sus variantes hallarán multiplicada su facultad de canalizar la energía si se untan las palmas con una gota de aceite de sándalo. También puede utilizarse a fines de protección. Mezclado en el espliego en forma de incienso facilita, según la creencia tradicional, la invocación de espíritus. Fomenta una mayor concentración en cualquier actividad.

Tomillo: A mediados del siglo XIX se utilizaba todavía el aceite de tomillo para combatir el tifus. Activa la glándula timo y fortalece el sistema inmune. Se utiliza también para aliviar los trastornos del sueño. Tiene efecto calmante sobre el chakra frontal y el chakra corona. Acelera los procesos de convalecencia. En meditación suele usarse para facilitar la remembranza de las vidas pasadas, en donde pueden radicar los orígenes de ciertos problemas de salud. Es expectorante y diurético, puesto que afecta en gran medida al meridiano del pulmón y al de la vejiga.

Tuberosa: Esta fragancia exótica recibió en otros tiempos el nombre de «concubina de la noche», y se dice que incluso las más virtuosas sucumbían a su influencia. Aporta la tranquilidad mental, y en tanto que fragancia terapéutica, estimula el chakra corona y lo sincroniza con los demás. Se utiliza como tónico general para los meridianos; además fortalece las membranas y otros tejidos orgánicos. También aumenta la sensibilidad del aparato neurológico, permitiéndonos distinguir con mayor facilidad los efectos de las emociones sobre el cuerpo físico. Aumenta la inspiración y las facultades extrasensoriales.

Violeta: Como se sabe, la violeta es el símbolo de la humildad y también símbolo oculto de lo crepuscular. l Jtilizada para el baño, esta fragancia suscita una sensación de bienestar general. En fricciones sobre el estómago, aliviará los dolores de esa región. Equilibra el meridiano del estómago y el de la vejiga. También se le atribuye eficacia en el tratamiento de los desequilibrios del plexo solar que originan digestiones pesadas, con mareo y dolor de cabeza. Esta fragancia así como la flor son sagradas para el reina de las hadas. Según las creencias folclóricas, la persona que recoge la primera violeta silvestre de la primavera verá concedido su mayor deseo.

BIBLIOGRAFÍA

Bak, Per, *How nature works. The science of self-organized criticality.* Springer-Verlag, New York Inc. 1996.

Bach, Edward Dr., *La curación por las flores*, Ed. Edaf,1997.

Bohm, David, *La totalidad y el orden implicado*, Ed.Kairós

Brennan, Barbara Ann, *Hands of Light*, Batam Books, 1987.

Chia, Mantak, *Awaken Healing Energy Through Tao*, Aurora Press American Edition, 1983.

Feynman, *The Feynman Lectures on Physics*, Vol. III, Addison-Wesley Publishing, 1963.

Gerber, Richard, *La curación energética*, Ed. Robinbook, 1993.

Jung, Carl G., *Las relaciones entre el yo y el inconsciente*, Ed. Paidós, 1993.

Leadbeater, C.W., *Los Chacras. Los centros magnéticos vitales del hombre*, Ed. EDAF, 1987.

Lovelock, J., *Gaia: A Way of Knowing*,The Lindisfarne Association, Inc. 1987.

Myss, Caroline, *Anatomy of the Spirit*, Crown Publishers, Inc. 1996.

Pastorino, Maria Luisa, Dra., *La Medicina Floral de Edward Bach*, Ed. Urano,1989.

Ryrie, Charlie, *The Healing Energies of water*, Gaia Books Ltd., 1999.

Russell, Peter, *Ciencia, Conciencia y Luz*, Ed. Kairós, 2001.

Schvenk, Theodor, *El Caos Sensible*, Ed. Rudolf Steiner, 1988.

Sheldrake, Ruppert, *La presencia del pasado*, Ed. Kairós, 1990.

Colección Workshop Salud:

Asma y alergias. La solución natural - *Andrew Redford*

La Alimentación energética - *Robert Palmer y Anna Cole*

La práctica de la visualización curativa - *Sharon Wayne*

Técnicas taoístas para vivir más - *Iravan Lee*

Soluciones para el dolor de espalda - *Andrew Rowling*

Técnicas de la sexualidad oriental - *Amanda Hu*

Técnicas curativas del Aloe Vera- *Timothée Lambert*

Técnicas prácticas de respiración - *Alexandra Leblanc*

Técnicas de relajación psicosomática - *Colin Wilson y Amy Brooks*

Técnicas de PNL - *Isabelle Jussieu*